老年人康复护理

主 编 余世蓉
参 编 赵 蓉 任家庆

北京理工大学出版社
BEIJING INSTITUTE OF TECHNOLOGY PRESS

版权专有　侵权必究

图书在版编目（CIP）数据

老年人康复护理 / 余世蓉主编. －－ 北京：北京理工大学出版社，2021.11

ISBN 978－7－5763－0743－6

Ⅰ. ①老… Ⅱ. ①余… Ⅲ. ①老年病－康复－护理－中等专业学校－教材 Ⅳ. ①R473

中国版本图书馆 CIP 数据核字(2021)第 247945 号

出版发行 / 北京理工大学出版社有限责任公司	
社　　址 / 北京市海淀区中关村南大街 5 号	
邮　　编 / 100081	
电　　话 / (010) 68914775（总编室）	
(010) 82562903（教材售后服务热线）	
(010) 68944723（其他图书服务热线）	
网　　址 / http：//www.bitpress.com.cn	
经　　销 / 全国各地新华书店	
印　　刷 / 定州市新华印刷有限公司	
开　　本 / 787 毫米×1092 毫米　1/16	
印　　张 / 7.5	责任编辑 / 多海鹏
字　　数 / 190 千字	文案编辑 / 杜　枝
版　　次 / 2021 年 11 月第 1 版　2021 年 11 月第 1 次印刷	责任校对 / 刘亚男
定　　价 / 28.00 元	责任印制 / 边心超

图书出现印装质量问题，请拨打售后服务热线，本社负责调换

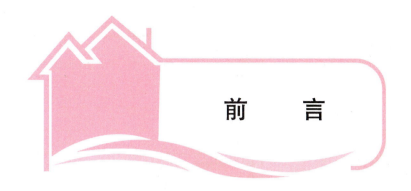

前 言

随着人口老龄化形势的日趋严重，我国已经成为世界上老年人口最多的国家，养老问题成为影响经济社会发展的重要因素，巨大的养老服务需求与专业化服务提供不足的矛盾日益突出。为老年人进行康复护理是养老护理人员必须掌握的技能之一。老年人康复护理是介绍养老护理员如何对残疾、患有慢性病的老年人进行日常康复护理的学科，是预防继发残疾，减轻残疾的影响，以达到全面康复为目标，使他们重返社会的一门学科。本书内容包括老年康复的概念、目标、基本原则，常用康复护理技术，老年人康乐活动，老年人辅助器具康复服务以及失智老年人的康复护理等。本书的总任务是使学生树立以人为本的指导思想，了解老年人康复的基本理论和基本知识，学会常用的老年康复技术，熟练掌握老年康复护理的操作技能，使学习者具备初步开展老年康复护理服务和继续学习的能力。

本书以工作过程的课程开发理念为指导，以职业能力培养和职业素养养成为重点，根据技术领域和职业岗位（群）的任职要求，融合养老护理员国家职业技能标准，以老年服务与管理为典型的工作过程，以来源于养老机构的实际案例为载体，以理实一体化的教学实训室为工作与学习场所，对课程内容进行序化。

教学建议

本书作为教材使用，建议学时为 68 学时。在教学过程中，建议采用以学生为主体、教师为主导的教学方法，教师在教学中应向学生明确学习目标，以"情境导入"的形式，向学生介绍实际案例，启发学生思考，引出各任务中需要掌握的知识和技能。

编写团队

本书由余世蓉（四川省民政干部学校）主编，赵蓉（四川省民政干部学校）、任家庆参与编写。全书由余世蓉统稿。

致谢

本书在编写过程中，来自相关职业院校、养老机构的 10 多位专家、教授先后给予指导，提出了很多宝贵的意见和建议。在此对所有关心、支持本书编写和出版的同仁表示感谢！

课时安排

项目名称	任务名称	课时
老年人康复护理概述	康复护理认知	2
	老年人康复护理认知	4

续表

项目名称	任务名称	课时
为老年人进行康复护理的常用操作方法	体位摆放	4
	体位转移	4
	排痰技术	4
	吞咽训练	4
	膀胱护理技术	4
	肠道康复护理训练方法	4
	压疮护理	4
老年人康乐活动照护	老年人康乐活动概述	2
	老年人健身器材的选择和使用	4
	老年人健身康复操	4
失智老年人的康复护理	为失智老年人进行认知功能测评	4
	失智老年人的康复训练	4
	为失智老年人进行日常生活康复护理	4
老年人辅助器具康复护理	辅助器具的概念和分类	4
	助行器具的种类和使用	4
	老年人轮椅的使用	4
总课时		68

思维导图

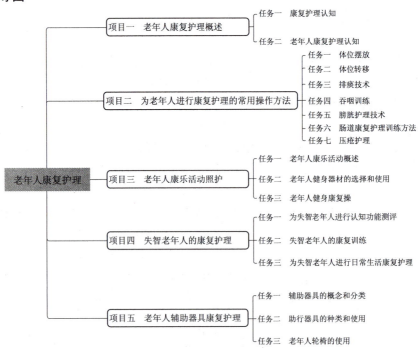

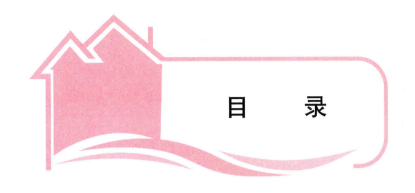

目 录

项目一 老年人康复护理概述 …………………………………………………… 1
 任务一 康复护理认知 ……………………………………………………… 2
 任务二 老年人康复护理认知 ……………………………………………… 5

项目二 为老年人进行康复护理的常用操作方法 ……………………………… 9
 任务一 体位摆放 …………………………………………………………… 10
 任务二 体位转移 …………………………………………………………… 15
 任务三 排痰技术 …………………………………………………………… 21
 任务四 吞咽训练 …………………………………………………………… 26
 任务五 膀胱护理技术 ……………………………………………………… 29
 任务六 肠道康复护理训练方法 …………………………………………… 31
 任务七 压疮护理 …………………………………………………………… 35

项目三 老年人康乐活动照护 …………………………………………………… 42
 任务一 老年人康乐活动概述 ……………………………………………… 43
 任务二 老年人健身器材的选择和使用 …………………………………… 58
 任务三 老年人健身康复操 ………………………………………………… 65

项目四 失智老年人的康复护理 ………………………………………………… 70
 任务一 为失智老年人进行认知功能测评 ………………………………… 71
 任务二 失智老年人的康复训练 …………………………………………… 80
 任务三 为失智老年人进行日常生活康复护理 …………………………… 85

项目五 老年人辅助器具康复护理 ……………………………………………… 91
 任务一 辅助器具的概念和分类 …………………………………………… 92
 任务二 助行器具的种类和使用 …………………………………………… 97
 任务三 老年人轮椅的使用 ………………………………………………… 107

参考文献 ………………………………………………………………………… 114

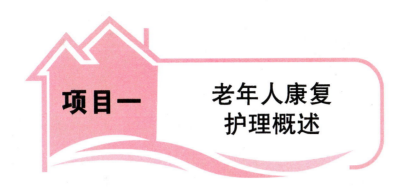

项目一 老年人康复护理概述

【知识目标】

◇ 了解康复护理的内容；
◇ 明确老年人康复护理的目标；
◇ 了解老年人身心变化情况及其康复护理要点。

【能力目标】

◇ 能够分析老年人康复护理的要点；
◇ 能够分析老年人康复护理的策略。

【素质目标】

◇ 在老年人康复护理中遵循康复护理的基本原则；
◇ 在老年人康复护理中具备团队协作能力。

【思维导图】

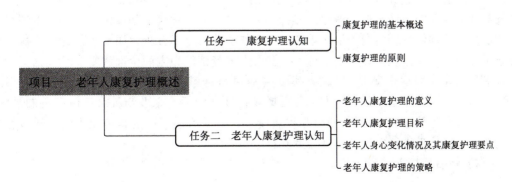

任务一 康复护理认知

案例导入

王奶奶，82岁，半年前发生脑梗死，现左侧偏瘫，语言含混不清，日常生活无法自理，家里有一个儿子和一个女儿，他们忙于工作，不知道如何照顾王奶奶。

思考：需要从哪些方面对王奶奶进行康复护理，由什么人员照顾才能使王奶奶的身体状况得到改善？

一、康复护理的基本概述

康复护理学是伴随康复医学产生和发展的一门新兴学科，是护理学的一个重要分支。我国的现代康复医学事业从20世纪80年代起步，目前得到了长足的进步，人们除了应用医疗措施外，还通过康复、教育、社会、职业和心理等多方面措施改善患者功能，提高生活质量。因此，作为老年人护理工作者，了解康复医学的基本知识，掌握康复护理的基本技能，对提高整体护理质量、改善和恢复老年人的功能障碍、减少和防止残疾对老年患者的影响、促进老年患者全面康复是非常必要的。

（一）康复护理的概念

1. 康复

康复是指综合协调地应用医学的、教育的、社会的、职业的各种方法，预防或减轻病、伤、残者（包括先天性残）身心、社会功能障碍，以达到并保持生理、感官、智力、精神和社会功能的最佳水平，使他们在身体上、精神上、社会上和经济上的能力得到尽可能的恢复，使他们重新走向生活，重新走向工作，重新走向社会。康复不仅针对疾病，还着眼于整个人，使其从生理上、心理上、社会上及经济能力方面全面康复。它包括医学康复（利用医学手段促进康复）、教育康复（通过特殊教育和培训促进康复）、职业康复（恢复就业能力取得就业机会）及社会康复（在社会层面上采取与社会生活有关的措施，促使残疾人重返社会），其最终目标是提高残疾人生活素质，恢复其独立生活、学习和工作的能力，使残疾人能在家庭和社会拥有有意义的生活。

2. 康复护理

康复护理是研究残疾者和患者在康复过程中恢复机体肢体的功能及心理健康的护理方法和技能的一门学科，即对残疾者、老年病伴功能障碍者进行康复护理和康复功能训练，促进病、伤、残者身体及精神的全面康复，最终使患者在生活中能够部分或全部自理，心理健康，生活质量提高，减轻社会和家庭负担。

（二）康复护理的对象

康复护理对象是残疾者和患有某些功能障碍的慢性病患者及老年病患者。近年来，已将一些病、伤、残者的急性期及手术前后期的患者列入康复对象范畴，接受一定的康复治疗、康复护理等全面康复措施。

（三）康复护理的内容

1. 评价患者的残疾情况

不同程度的伤、病原因可能会给患者带来不同程度的身体方面和心理方面的功能障碍，患者经过康复治疗以后其功能和能力会在一定程度上得到改善和恢复。康复护理人员要对患者残存功能、康复后残疾程度的变化和功能恢复情况进行不同阶段的评价，并提供给康复治疗小组。同时制订自己的护理内容和计划，指导并协助患者完成康复功能训练。

2. 预防继发性残疾和并发症的发生

预防或减少残疾的发生和二次残疾的发生是康复护理工作的一项重要内容。患者残疾后由于长期卧床容易产生压疮、关节挛缩、呼吸系统功能障碍、泌尿系统功能障碍及废用性综合征等并发症。通过康复护理，如为长期卧床的患者设计摆放残损体位、定时翻身，指导患者进行功能训练。帮助患者进行早期离床运动等措施可以减少继发性残疾和并发症的发生。

3. 功能训练的护理

护理人员要学习并掌握综合治疗计划的各种相关功能训练技术与方法，以配合康复医生、康复治疗师对患者进行康复功能评定和残存功能的强化训练，如坐、站、走等。使病房康复护理工作成为康复治疗的重要内容之一。

4. 指导患者自主做日常生活活动能力的训练

日常生活活动能力（ADL）是康复训练的重要内容之一。一般护理通常是照顾患者，为患者进行日常生活料理，如喂饭、洗漱、更衣、移动等，称之为"替代护理"。康复护理的原则是在病情允许的条件下，训练患者自理，即"自我护理"。对患者及其家属进行必要的康复知识宣传，通过耐心引导、鼓励和帮助，使他们掌握"自我护理"的技巧，从而部分或全部地做到生活自理，以适应新生活，重返社会。

5. 心理护理

心理护理是康复护理的重要内容之一，是全面康复的枢纽。由于突发的伤、残，甚至残障的事实，会给患者带来极大的心理打击和心理创伤，导致患者出现心理问题或心理障碍，成为实现康复目标的最大阻碍。因此，心理护理成为康复护理所特有的护理内容。

6. 指导使用辅助器具及训练

康复治疗中利用矫形器、步行器、自助器或安装假肢是康复治疗的需要，康复护理人员要熟悉其性能并掌握其使用方法和注意事项等，正确指导患者使用辅助器具，利用辅助器具进行功能训练和日常生活活动能力的训练。

7. 营养护理

营养护理指及时对伤、残、病及老年慢性病患者的营养状况进行评估，确认患者营养方面的健康问题，判断造成营养缺乏的原因、类型，结合康复功能训练中的营养需求，制订适宜的营养护理计划。如合理有效的营养成分补充，指导与协助患者进食，恢复或维持患者良好的营养状态，以保障康复患者的营养，不因营养方面的问题影响康复功能的训练与恢复。

二、康复护理的原则

老年人康复护理的原则如图 1-1 所示。

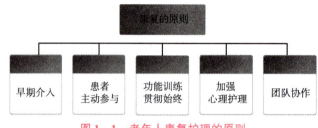

图 1-1 老年人康复护理的原则

（一）早期介入

康复护理应从急性期开始，早期预防、早期介入，应与临床护理同步进行，这有利于患者功能的恢复，如偏瘫患者急性期体位的护理，可以预防或减轻关节挛缩的发生。

（二）患者主动参与

临床护理一般采取的是"替代护理"或称之为被动接受他人护理。其目的是解除患者阶段性的体力不支，减轻疼痛，促进患者尽快恢复健康。但是康复护理的目的是要促进患者的功能恢复，早日实现生活自理，重返家庭，重返社会。患者出现功能障碍会在不同程度上长期甚至是终身地影响患者的生活自理，康复护理不能靠"替代"完成患者受限的功能活动，而是让患者由被动护理转变为"自我护理""协同护理"。自理的目的是发挥患者的潜能，防止患者的功能退化，增强患者的自信与自尊，摆脱对他人的依赖，激发他们的独立性，使他们部分或全部地照顾自己，只有这样才能使其生活质量和生命质量得到提高。因此，只有患者主动进行自我护理，主动积极地完成康复训练计划，才能实现康复的目标。

（三）功能训练贯彻始终

恢复患者机体功能，最大限度地发挥并保存现存机体的残存功能，预防残疾和继发性残疾的发生是康复护理的中心任务。患者在接受各种各样的康复治疗时，大多数情况下是由各种康复治疗师在治疗室内利用有限的时间对患者进行康复功能的恢复与训练。但在有限的训练时间内很难很快实现康复对象的生活自理，而患者回到病房后的功能训练则成为康复治疗的延续。因此，康复护理人员要督促并指导患者把康复训练的内容与日常生活活动紧密结合起来、贯彻始终，这样才能达到康复的效果。

（四）加强心理护理

因为残疾会带给患者不良的心理反应，使其产生抑郁、焦虑、悲观及急躁，甚至绝望等心理问题，阻碍患者的康复进程，治疗心理障碍，克服心理问题是康复护理的重要原则。康复护理人员要理解、同情、积极给予心理疏导和心理支持，激励患者勇敢面对现实，鼓励并协助患者树立面对现实的信心，重新安排生活，建立起生活的信心，摆脱不良情绪，以最佳的心理状态接受各种康复训练，可推动康复计划的实施与完成，促进患者康复。

（五）团队协作

康复护理是康复计划中的重要内容，康复护理人员是康复团队中与康复对象接触机会和时间最多的专业康复人员。康复护理人员不仅要配合和协调好各种康复治疗的时间、内容和顺序，保证患者康复训练的正常进行，而且要与康复治疗小组其他成员保持合作，严格执行康复治疗计划，落实康复护理的内容，及时反馈患者接受康复治疗的情况，这样才能保证患者康复治疗的完成。因此，康复护理人员在患者康复治疗的过程中不仅是护理员，还是康复流程的协调员、调度员，也是患者了解和掌握康复知识的宣传员，所以康复护理人员要有良好的团队合作精神，与康复小组其他成员共同对患者进行康复指导。

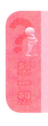

1. 康复护理的对象和内容是什么？
2. 康复护理的原则是什么？

任务二　老年人康复护理认知

案例导入

王爷爷，81岁，老伴去世，有两儿一女，一共三个孩子。儿子在本市工作，女儿在外地工作。2019年5月的某一天，王爷爷午睡醒来，忽然感到头晕目眩、四肢麻木，无法说话。送入医院后，王爷爷被医生诊断为脑出血。王爷爷在治疗半个月后出院，遗留左侧偏瘫、舌强、言语不清的症状。

思考：在对王爷爷进行康复护理时应注意什么？

一、老年人康复护理的意义

人进入老年期后，各种生理功能、形态结构及心理上均会因机体的老化而出现一系列不同程度的衰退变化，老年人康复护理是指对有功能障碍的老年人进行康复治疗护理，使其能尽量实现康复的目的；而广义的老年人康复护理，则包含了对老年人出现的残疾进行预防、医疗、恢复性功能训练或做出补偿、调节和适应性处理，以及对老年人及其家人进行教育。做好老年人康复护理工作，使老年人在生理上、心理上和精神上保持较好的独立生活和社会生活的能力，有利于健康老龄化。

对老年人的康复护理，应当考虑他们的特点。首先，了解和掌握老年人随着年龄的增长，机体各系统的生理功能会有不同程度降低而容易导致疾病的发生。例如：心血管系统功能低下容易出现的动脉硬化、高血压、心功能不全等疾病；肺功能低下容易出现的老年慢性支气管肺炎、肺不张等疾病；神经系统功能低下所致的感觉迟钝会对疾病的自觉症状不能及时反应；骨骼系统由于钙的摄取或吸收障碍，极易出现骨质疏松甚至骨折等症状。其次，老年人病程较长，并发症多，恢复慢。另外，老年人在心理上也会有变化：常常因身体功能低下而导致各个方面的能力低下，如思维能力、判断能力、生活能力以及各种刺激的承受能力都可能下降。老年人到退休（离休）年龄后离开原本的工作环境，打破原本的生活规律，自己在社会、家庭中的角色和价值发生变化，使老年人产生失落感，精神支持能力降低，甚至产生精神或神经系统疾病。

因此，无论是疾病的治疗、预防、健康的维护、心理的支持，还是老年人生活自理能力的获得等，都离不开康复治疗与康复护理。而老年人和儿童一样，比成年人更需要呵护，所以，康复护理在老年人康复中具有十分重要的意义。

二、老年人康复护理目标

（1）注重健康的维护，预防疾病和意外伤残的发生。
（2）给予心理支持，减少或避免精神和心理上的伤害。
（3）配合治疗实施护理措施，促进疾病的痊愈。
（4）预防并发症，缩短病程，减少痛苦。
（5）提高日常生活活动的自理能力。
（6）给予健康管理指导，提高老年人生活质量，促其尽早回归家庭和社会。

三、老年人身心变化情况及其康复护理要点

（一）消化系统功能减弱，需保持营养及水与电解质的平衡

足够的营养摄取可以增强机体抵抗力，提高预防疾病和残障的能力。老年人常因牙龈萎缩和牙齿脱落导致咀嚼困难进而易发生消化不良；老年人唾液、胃液分泌总量较年轻人少，影响淀粉酶的消化功能；而且小肠、大肠的部分萎缩会使小肠壁吸收面积减少。所以，应当注意饮食均衡和少食多餐，避免偏食和暴饮暴食造成的营养不良和消化系统疾病的发生。

老年人基础代谢率降低，活动量减少，所以对热量的需要相对少一些。限制糖分摄取，减少热量摄入，增加蛋白质的摄入，可有助于组织的维护和恢复。饮食中注意减少动物脂肪的成分，以限制饱和脂肪酸和胆固醇的摄取，可延缓动脉粥样硬化的发生。

老年人常有驼背、身高缩短、关节肿大、关节僵硬、肌肉酸痛或因外力撞击容易发生骨折等现象，主要是由于身体中钙的流失造成骨质密度和总量降低，导致骨质疏松。所以，老年人应注意补充钙、维生素 AD、维生素 C 以及铁等微量元素。

（二）老年人耐力不足，应保证足够的休息和睡眠

保证足够的休息和睡眠是使人体体能得到恢复的重要措施之一，对老年人更为重要。老年人耐力不足，所以要使其体能消耗活动持续时间尽量短一些，休息时间适当长一些，

以利于体能的恢复。

由于老年人活动量减少，或焦虑等心理因素，老年人睡眠时间较年轻人少。所以，睡眠时间不一定长，但应注意保证睡眠的质量。另外，休息不仅仅是指卧床休息，还可以采取动静结合的方式来调整体能，保证精神和体力。

（三）适度的活动与运动

适度的活动与运动有助于保持个人体态、维护健康。如果长期缺乏运动，不仅机体各部位功能会变差，而且容易造成肌肉萎缩。运动的目的不仅在于增进血液循环、增强呼吸功能、维持肌肉紧张度，还能增加老年人的活力和自我信赖的程度。但运动一定要适度，要根据个人体力来选择适当的项目和运动量；否则会适得其反。

如果因年迈体衰不能参加运动，则应当力求增加老年人的活动性（活动性指个人在其所处的环境内能移动的能力），避免过多的依赖性，使老年人在提高活动能力的同时，增强自尊心和独立性，激发参与各项活动的兴趣，以利于老年人的身心健康。

（四）密切观察病情和保障治疗及时到位

老年人中枢神经系统的活动降低，使得知觉的感受能力变慢，表现为反应迟钝，自觉症状不明显。因此，不能依靠主诉来发现身体变化，护理人员必须通过认真、仔细、严密的观察，主动发现病情变化，否则容易延误病情。治疗方案的实施需要护理手段去体现，例如：静脉输液给药，因老年人的血管又细又脆，且自控能力差，因而常常导致静脉输液中途失败。护理上不可拖延时间，一定要及时、正确地实施治疗方案。

（五）机体反应能力差，需要有安全维护

老年人随着年龄的增长，神经系统功能也在发生变化，对刺激源的接受、传达及反应能力越来越差，听觉、视觉、嗅觉、味觉、痛觉、知觉、温度觉等各种感觉能力均有不同程度的下降。有的老年人甚至表情淡漠，语言表达能力有所减低。所以在日常生活中，消除一切可能发生的不安全因素、实施安全维护对老年人十分重要。

老年人的平衡感和精细动作的能力变差，大多需要使用拐杖、轮椅或扶栏杆行走。根据需要，在床边采取安全防护措施，如安装床挡、护栏等防止坠床、跌伤等意外事件的发生。为有心血管疾病的老年患者或无人守护的老年人配备呼叫装置，是保证急救的必要护理手段。

（六）整体防御机能低下，注意预防并发症

并发症是严重影响疾病痊愈和健康恢复的障碍之一，严重威胁着老年人的疾病治疗和全面康复。因此，预防并发症是老年人康复护理的重点工作之一。老年人呼吸速率降低，咳嗽能力变差，易发生呼吸系统感染等肺部并发症。泌尿系统感染、骨与关节的挛缩、骨质疏松或骨折、褥疮、便秘等，以及坠床、跌伤、走失等都是老年人极易发生的问题。

因此，在病情允许的情况下，老年人应当早期离床活动，采取动静结合的休养方式，促进血液循环和提高机体免疫能力，这些都是预防各种并发症的积极措施。平时注意做到老年人良肢位的保持和关节活动度的训练，这是预防骨与关节挛缩的重要护理措施。另外，注意提高基础护理的质量，如口腔护理、皮肤护理、导尿管管理等，这是预防呼吸系统感染、泌尿系统感染的关键。

（七）给予心理上的支持

老年人感官（如眼、耳、鼻等）功能的减弱，使老年人在心理上疏远周围环境，对周围事物漠不关心；感官功能差，则信息输入相对减少，相应地影响老年人学习的机会。老年人退休或离休后，社会地位和角色发生变化，也会产生失落感，造成心理上的压力。

无论老年人有无地位、经济上是否富有，或者是否有疾病或残障，都应当尊重其人格，不应使其心理受到伤害。注重与老年人的情感交流也是给予其心理支持的重要方法。

（八）对有生活自理能力的老年人，指导他们进行自我健康管理

日常生活活动的训练，是提高生活自理能力的基本条件。一般老年人可以自己做的日常生活活动，尽量引导他们自己动手，避免过多地依赖他人而失去自理能力。但一定要注意安全维护和给予必要的护理援助。社区应为老年人创造良好的社会交往环境，开展社区活动，丰富生活内容，从而提高生活质量，使老年人健康长寿。

四、老年人康复护理的策略

（1）实事求是地设定康复目标。

康复目标的设定主要取决于老年人的实际需要、老年人自身的健康潜力和客观康复服务的条件，应以能达到日常生活自理为主，同时能融入家庭和社会生活。

（2）尽早开始康复治疗，以获得较好效果。

针对老年人身心功能特点，采取措施，使康复治疗能顺利进行。

（3）对于肌力较差者，应注意力量练习的程度。

对于肌力较差者，可以在运动疗法的项目中，不做或少做力量性练习。如果做，负荷量也应是小的，进行一般的肢体运动时，中间要多休息。

（4）在进行康复运动训练时，要采取较小的运动强度，避免过劳。

（5）应避免剧烈运动和速度快、身体位置急剧转变的运动。

（6）对于记忆力、注意力和学习效率下降者，应加以注意。

对于记忆力、注意力和学习效率下降者，康复训练的方法及重新学习的技能要从简从易，避免复杂化，要耐心指导；训练和教学要循序渐进，从少到多，从简到繁，从易到难；学会新技能并适应一个阶段后，再进一步教另一新技能；采用形象教学，便于反复练习。

（7）对于精神不振，对康复缺乏兴趣，信心不足，甚至有抑郁状态者，应注意给予适当心理治疗。

对于精神不振，对康复缺乏兴趣，信心不足，甚至有抑郁状态者，要给予心理治疗，医护人员及亲友鼓励、康复病友现身说法都是不错的方法，采用有趣味性、激励性的练习，通过多次对功能的复查评估，显示进步，增强信心。

1. 老年人康复护理的意义是什么？
2. 怎样根据老年人的身心变化情况，把握对其进行康复护理的要点？

项目二　为老年人进行康复护理的常用操作方法

【知识目标】

◇ 了解常用的康复护理技术种类；
◇ 理解康复护理的几种常用操作方法；
◇ 能够熟练、规范地为老年人进行康复护理。

【能力目标】

◇ 能够通过分析、评估老年人身体疾病状况，根据需要进行相应的护理；
◇ 能够在实施康复护理技术过程中，掌握相关禁忌证及注意事项。

【素质目标】

◇ 在操作过程中，学生应细心，具备耐心、爱心，严格遵守职业规范，注意保护老年人隐私；
◇ 学生应注意语言态度、时刻关注老年人有无异常反应。

【思维导图】

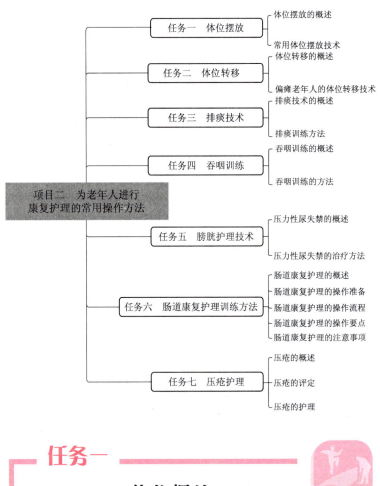

任务一 体位摆放

案例导入

刘奶奶，84岁，半年前突发脑出血导致左侧肢体偏瘫，在医院治疗2个月后因其子女无法长期在身边进行护理和照顾入住×××老年公寓。刘奶奶右侧肢体肌张力低下，无主动活动能力。刘奶奶在家长期处于仰卧位姿势，导致关节僵硬、挛缩、足下垂、肢体缩短、腰骶部皮肤有明显发红等并发症。

思考：
1. 导致刘奶奶患有一系列并发症的原因有哪些？
2. 变换体位的类型有哪些？
3. 作为护理人员，应如何为刘奶奶摆放适合的体位？

一、体位摆放的概述

（一）体位的定义

体位一般指人的身体位置，应用在临床上通常是指根据治疗、护理和康复的需要所采取并能保持的身体姿势和位置。临床上常用的各种卧位包括仰卧位、侧卧位、半卧位、坐位、俯卧位、膝胸卧位、头低足高位、头高足低位等。在康复护理中，护理人员应根据患者疾病特点，协助并指导患者摆放正确、舒适的体位。康复护理中常用的体位摆放技术有良肢位、功能位等。

1. 良肢位

良肢位是指为防止或对抗脑卒中早期老年人痉挛模式的出现，保护肩关节以及早期诱发分离运动而设计的一种治疗性体位，具有防畸形、减轻症状、使躯干和肢体保持在功能状态的作用。

2. 功能位

功能位是指当肌肉、关节功能不能或尚未恢复时，必须使肢体处于发挥最佳功能活动的体位。

（二）体位摆放的目的

体位摆放的目的如下：
(1) 预防或减轻痉挛或畸形的出现；
(2) 使躯干和肢体保持在功能状态；
(3) 预防压疮、肢体关节挛缩粘连、静脉血栓等并发症的发生。

（三）体位摆放的注意事项

(1) 床应放平，床头不得抬高；
(2) 手中不应放置任何东西，且不能让手处于抗重力的体位；
(3) 枕头的大小和硬度应合适，应为老年人准备一些大小和形状不同的枕头，以支撑身体的不同部位；
(4) 不应在足底放置任何东西，试图以此避免跖屈畸形是不可取的，为防止足下垂，可利用木质或金属架置于床尾老年人足部上方，被服搭在框架上而避免压迫老年人足部，踝关节最好保持在中立位；
(5) 偏瘫老年人常有肩痛、下肢深静脉血栓形成、体位性低血压、肩关节半脱位等并发症，护理人员在进行良肢位摆放时要注意观察老年人的反应，动作要轻柔。

二、常用体位摆放技术

（一）颅脑损伤老年人的良肢位摆放

在急性期时，大部分脑损伤患者的患侧肢体呈迟缓状态。急性期过后，患者逐渐进入痉挛阶段。大部分患者的患侧上肢以屈肌痉挛占优势，患侧下肢以伸肌痉挛占优势。长时间的痉挛会造成关节痉挛、关节半脱位和关节周围软组织损伤等并发症。早期实施良肢位的摆放可有效预防各种并发症的发生，为后期的康复打下良好的基础。

脑损伤患者的常见良肢位摆放包括患侧卧位、健侧卧位、仰卧位、床上坐位和轮椅坐位或坐位等。一般每种体位摆放1～2小时变换一次，可将健侧卧位、仰卧位和患侧卧位交替摆放。

1. 患侧卧位

（1）患侧卧位的作用。

患侧卧位，即患侧在下，健侧在上。患侧卧位对偏瘫老年人来说是首选体位，又称第一体位。患侧卧位有助于刺激、牵拉患侧肢体，增加患侧的知觉刺激输入，并使整个患侧被拉长，可以预防和减轻上肢屈肌痉挛模式及下肢伸肌痉挛模式的发生和发展。患侧卧位的另一个好处就是可以将健侧手解放出来。

（2）加强对患侧卧位的刺激的原因。

由于患侧运动麻痹，患者的头经常偏向健侧而忽视患侧，久而久之会对来自患侧的声音、光线等反应迟钝，因而要注意强化对患侧的刺激。

（3）进行患侧卧位的良肢位摆放的具体操作（假设右侧为患侧），如图2-1所示。

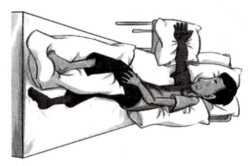

图2-1　患侧卧位

①姿势准备。护理人员站在老年人右侧，将老年人面向右侧翻身，然后对其进行右侧卧位的良肢位摆放。

②头部。老年人取患侧卧位时，头部放置在与肩同高的软枕上并稍前屈，防止头向两侧偏斜。

③躯干。躯干略为后仰，背后用软枕支撑，使躯干处于放松状态。

④上肢。患侧上肢充分前伸，肘关节尽量伸直，前臂外旋，手掌向上，手指张开，腕关节自然背伸。

⑤下肢。患侧下肢膝关节略为弯曲，髋关节伸直。健侧上肢可放于躯体之上或后边的软枕上，健侧髋关节、膝关节屈曲，踝关节放置于患侧腿前方一较长软枕上，踝关节置于屈曲位90度，放置足下垂或内翻，使下肢保持踏步姿势。该长软枕可同时起到保持患侧髋关节伸展的作用。

2. 健侧卧位

（1）健侧卧位的作用。

健侧卧位是指健侧在下、患侧在上的侧卧形式。其优点在于避免患侧肩关节直接受压，减少了患侧肩关节的损伤，有利于患侧的血液循环，可防止患侧上肢屈肌痉挛模式和下肢伸肌痉挛模式的发生和发展，预防患肢水肿。但此种侧卧形式限制了健侧肢体的主动活动。

（2）进行健侧卧位的良肢位摆放的具体操作（假设左侧为健侧），如图2-2所示。

①姿势准备。护理人员站在老年人左侧，将老年人面向左侧翻身，然后对其进行左侧卧位的良肢位摆放。

②躯干。躯干与床面呈直角，在老年人躯干的前后方各置一软枕，以保持躯干完全侧卧，躯干处于放松状态。

③上肢。右侧上肢放软枕上和躯干呈90~100度角。患侧肩部前伸，肘关节伸展，前臂旋前，腕关节背伸。

④患侧下肢的髋、膝关节略屈曲，下方垫软枕，软枕垫至足部以下以防止踝关节内翻。健侧上肢取自然舒适位，健侧下肢平放在床上，轻度伸髋，稍屈膝。

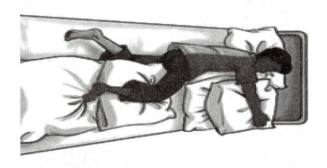

图2-2 健侧卧位

3. 仰卧位

应尽量少用这种体位，因为这种体位易受紧张性迷路反射等异常运动模式的影响，并且易引起骶尾部、足跟外侧和外踝处发生压疮。

进行仰卧位的良肢位摆放的具体操作（假设右侧为患侧），如图2-3所示。

（1）姿势准备。护理人员站在老年人的患侧即右侧，将老年人从侧卧位翻至仰卧位，然后对老年人进行仰卧位良肢位摆放。

（2）头部。头部垫枕头，面部朝右侧肢体，枕头高度要适当，注意不能使胸椎屈曲。

（3）右上肢（患侧上肢）。护理人员左手伸到老年人右侧肩胛骨下方，将肩胛骨托出，使肩胛骨向前伸，在右侧肩胛下放一枕头，右肩稍外展，从而使上肢处于正确抬高位，以保持肩关节充分前伸，防止肩胛后撤。同时伸肘、腕关节背伸、掌心向上，手指伸展并分开。

（4）骨盆。在老年人右侧臀部和大腿下方各垫一软枕，使患侧骨盆向前突，防止患侧髋关节外旋。

（5）右下肢。膝关节稍屈曲，膝下垫一小软枕，足底不放置任何支撑物。对于右下肢有屈曲倾向的老年人，必须早期纠正以限制其发展，仰卧时应右下肢伸直，避免用枕头在膝或小腿下支撑，因为前者会导致右膝关节过于屈曲，后者会引起膝过伸或对下肢静脉不必要的压迫。仰卧位容易导致褥疮，因此仰卧时间不宜过长。

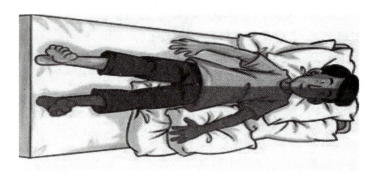

图2-3 仰卧位

4. 床上坐位

在老年患者病情允许的情况下，应鼓励老年人尽早在床上坐起。其优点是可以减少并发症的发生。

取床上坐位时，背后应垫多个软枕加以固定，使老年人达到直立坐位的状态。老年人上肢可放于软枕上，若有条件可放置于餐桌板上，桌上放一软枕，再将患侧上肢放于软枕上。髋关节屈曲近90度，患侧肘前及前臂下垫一软枕。需要特别注意的是，如该老年人长期卧床，应先进行体位适应性训练，首先将床头摇起至30度，并维持15~20分钟，2~3天老年人无任何不适，可循序渐进增加床头摇起的高度，每次尽量15~20度往上加，直至90度，在此过程中护理人员需密切观察老年人的反应，有无头晕、心跳加快、面色苍白等现象，如有应立即将床头摇平，防止体位性低血压。床上坐位如图2-4所示。

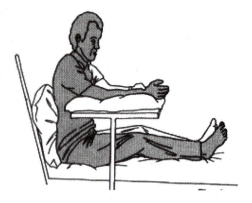

图2-4 床上坐位

5. 轮椅坐位或坐位

老年人取坐位，下背部放置一个枕头，双手前伸，肘放在桌上，老年人可使用Bobath握手（十指交叉握手）自行将患侧手置于桌上，双足平放在地上，或轮椅脚踏板上。注意老年人安全，系好轮椅安全带。轮椅坐位或坐位如图2-5所示。

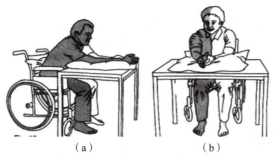

图 2-5 轮椅坐位或坐位
(a) 轮椅坐位；(b) 坐位

(二) 骨关节疾病老年患者的功能位摆放

股骨颈骨折是老年人的常见病，发病机制是骨质疏松，轻度间接外力即可导致骨折，多见于股骨颈粉碎性骨折，无论是否进行外科处理，伤后长时间卧床及被动体位容易引起各种并发症及肢体复位畸形等，因此，为加快患者恢复，且恢复后期有良好的步态及行走功能，对股骨颈骨折患者进行功能体位的管理是很有必要的。

老年人下肢髋伸直，无内外旋，膝稍屈曲 20~30 度，踝关节处于 90 度中间位即可。

知识链接

脑卒中典型的痉挛模式

(1) 脑卒中后 3 周内大部分患者都会发生痉挛，表现为典型的偏瘫侧上肢屈肌痉挛、下肢伸肌痉挛。

(2) 上肢痉挛模式表现为屈肌痉挛模式，具体表现为肩关节下沉后缩、肩关节内收内旋、肘关节屈曲、前臂旋后（有时旋前）、腕关节掌屈、握拳。

(3) 下肢痉挛模式表现为伸肌痉挛模式，具体表现为髋关节伸展内收内旋、膝关节伸直、足跖屈内翻，严重影响肢体功能的恢复和日常生活活动能力。

任务二 体位转移

案例导入

张爷爷，75 岁，一年前蛛网膜下腔出血，左侧肢体偏瘫，左侧肢体肌力为 0，肌张力下降，经过康复治疗后，左侧上肢肌力为 3 级，下肢肌力为 2 级。

张爷爷日常生活活动能力下降,无法自主翻身、床上坐起、如厕等。其子女将张爷爷送至×××老年公寓,张爷爷在午饭后仰卧了1个小时,想在床边坐一会儿,请帮助张爷爷由仰卧位转移为床边坐位。

思考:
1. 帮助张爷爷转移体位的作用有哪些?
2. 体位转移有哪些种类?
3. 一般情况下,隔多长时间为老年人转移一次体位为宜?

一、体位转移的概述

(一) 体位转移的定义

体位转移是指人体从一种姿势转移到另一种姿势的过程。定期的体位转移可促进血液循环,预防因静止卧床而引起的坠积性肺炎、压疮、肌肉萎缩、关节挛缩和深静脉血栓等并发症,最大限度地保持各关节活动范围。另外,根据康复训练的要求,需要有体位转移的配合,才能实现康复训练的目的,因此,体位转移对于保障康复和促进康复效果具有极其重要的意义。

长期失能或半失能老年人长期卧床,容易导致受压部位血液循环不畅,严重时可发生压疮等并发症,帮助长期卧床老年人进行翻身、坐起训练、站起训练、床椅间的转移等能够在一定程度上避免这些并发症的出现,促进老年人康复。对于肢体活动困难的老年人,自行完成较为困难,需要护理人员定期为其进行体位转移。

(二) 体位转移的方式

体位转移的方式如表2-1所示。

表2-1 体位转移的方式

转移方式	具体内容
独立体位转移	老年人在不需要外力帮助下,按照自己的意志和生活的需要,或根据治疗、护理、康复的需要,自己能够主动变换并保持身体的姿势和位置
辅助体位转移	老年人在外力的帮助下,通过主动努力来完成体位变换动作,并保持身体的姿势和位置
被动体位转移	老年人完全依靠外力的帮助完成体位转移,并用支撑物保持身体的姿势和位置

(三) 体位转移的基本原则

1. 独立体位转移的基本原则

(1) 水平转移时,相互转移的两个平面之间的高度应尽可能相等。

（2）相互转移的两平面的物体应稳定，轮椅必须制动。

（3）相互转移的两平面应尽可能靠近。

（4）床垫和椅面应有一定硬度。

（5）教会老年人利用体重、惯性进行摆动。

（6）注意安全。

（7）老年人学习独立转移时机要适当。

（8）有多种方法可供选择时，以最安全、最容易的方法为首选。

2. 辅助体位转移的基本原则

（1）与老年人之间应相互信任。

（2）应熟知老年人的病情、能力。

（3）必须准备好必要的设施与空间，保证辅助转移的安全、有效。

（4）辅助人员需要一定的技巧而不能靠蛮力。

（5）辅助人员防止脚底打滑。

（6）与老年人沟通应简单、明确。

（7）应留意老年人突然或不正常的动作，避免发生意外。

（8）随着老年人功能的恢复，帮助应逐渐减少。

3. 被动体位转移的基本原则

（1）老年人应消除紧张心理，对帮助者要有信心。

（2）搬运时老年人应向前看。

（3）在搬运过程中，老年人应保持开始转移时的姿势，不再改变。

（4）若搬运过程中需要两个以上的搬运人员，则每一位搬运人员都必须了解整个转移程序及方向。

（5）利用机械搬运时，应检查器械是否完好。

（6）转移时不能增加老年人的痛苦，不能加重病情。

（四）体位转移训练的要求

（1）根据病情和护理效果的需要，选择适当的体位和转移方式、方法及间隔时间，一般2小时转移一次，必要时可缩短时间。

（2）老年人能够独立转移时尽量不要帮助，能提供少量帮助时，则不要提供大量帮助，被动转移作为最后选择的转移方法。

（3）体位转移前应充分告诉老年人体位转移的目的及要求，以取得老年人的理解和配合。

（4）老年人残疾较重或存在认知障碍时不要勉强其独立进行转移活动。

（5）在体位转换过程中，应注意动作轻柔缓慢，避免托拉拽。

（6）对使用鼻饲管、尿管等引流管的老年人，在体位转移时需先做好固定，防止脱落，并注意保持引流通畅；要确保老年人体位舒适、安全，并保持在功能位。

（7）体位转移后，必要时使用软装、海绵垫加以支撑。

二、偏瘫老年人的体位转移技术

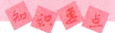

体位转移是指人体从一种姿势转移到另一个姿势的过程。对于长期卧床的老年人,一般情况下,每隔1~2小时需要为老年人翻身一次,如皮肤出现发红等异常情况,应缩短翻身间隔时间。体位转移可以使老年患者更好地完成各种日常生活活动;定期的体位转移,可促进血液循环,预防因静止卧床而引起的坠积性肺炎、压疮、肌肉萎缩、关节挛缩和深静脉血栓等并发症,能最大限度地保持各关节的活动范围。

(一)床上转移活动

1. 床上翻身

(1)患侧翻身法。

①患者仰卧位,健侧屈髋屈膝;

②利用健侧手将患侧上肢摆于外展位(避免压伤肩关节出现疼痛);

③利用健腿的力量带动患侧骨盆及躯干翻向患侧翻身,如图2-6所示。

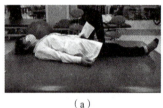
(a)

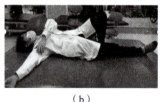
(b)

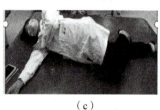
(c)

图2-6 患侧翻身法

(a)仰卧位,健侧屈髋屈膝;(b)将患侧上肢摆于外展位;(c)利用健腿向患侧翻身

(2)健侧翻身法。

①患者仰卧位,健腿屈曲,利用健侧脚钩住患侧腿的下方;

②Bobath握手上举后向左右摆动;

③利用健腿伸膝、躯干旋转的力量及上肢摆动的惯性向健侧翻身,如图2-7所示。

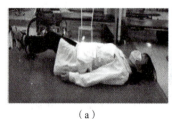
(a)

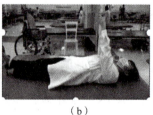
(b)

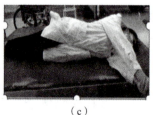
(c)

图2-7 健侧翻身法

(a)仰卧位,健侧脚钩住患侧腿;(b)Bobath握手上举后向左右摆动;(c)向健侧翻身

(3) 辅助下健侧翻身法。

将健侧下肢放于患侧下肢下,翻身时健侧肢体带动患肢一起翻转,由健手将患手拉向健侧,护理人员在患侧扶住肩胛、骨盆,完成翻身。

(4) 辅助下患侧翻身法。

护理人员先将老年人患侧上肢肩外展(避免压伤患侧肩关节出现疼痛),叮嘱老年人健侧腿屈髋屈膝,再让老年人利用健侧腿发力自行将身体转向患侧,护理人员在翻身过程中提供必要的帮助。

2. 翻身至坐位转移法

翻身至坐位转移法主要分为独立健侧翻身坐起、独立患侧翻身坐起两种。

(1) 独立健侧翻身坐起(图2-8)。

①患者处于健侧卧位,利用健腿的力量将患腿屈膝并掉到床边;

②控制好骨盆及肩胛带,患侧肩胛带必须超过或者基本与健侧肩胛带平行;

③利用健手手肘支撑,身体重心往前,慢慢地坐起。

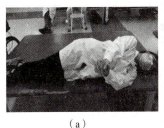 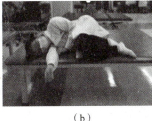 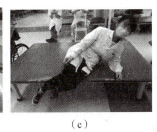

(a) (b) (c)

图2-8 独立健侧翻身坐起

(a) 健侧卧位,利用健腿力量将患腿屈膝掉到床边;(b) 控制好骨盆及肩胛带;(c) 健手手肘支撑逐渐坐起

(2) 独立患侧翻身坐起(图2-9)。

①患者处于患侧卧位,利用健腿的力量将患腿屈膝并掉到床边;

②控制好骨盆及肩胛带,健侧肩胛带必须超过或者基本与患侧肩胛带平行;

③利用健手手掌支撑(情况好一点的可以配合患手肘支撑),身体重心往前,慢慢地坐起。

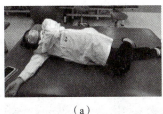 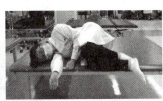 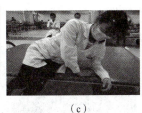

(a) (b) (c)

图2-9 独立患侧翻身坐起

(a) 患侧卧位,利用健腿力量将患腿屈膝并掉到床边;(b) 控制好骨盆及肩胛带;
(c) 健手手掌支撑逐渐坐起

3. 辅助下坐起

(1) 患者侧卧位,两膝屈曲;

(2) 护理人员将老年人双腿放于床边,一手托着位于下方的腋下或肩部,另一手按着

老年人位于上方的骨盆或两膝后方，叮嘱老年人向上侧屈头部；

（3）护理人员抬起下方的肩部，以骨盆为枢纽转移成坐位。

（二）椅坐位到站立位的转移

（1）老年人取椅坐位，身体重心稍向前，双脚跟着地，力量稍强的脚后跟靠后方；

（2）护理人员面向老年人站立，双下肢分开于老年人双腿两侧，双膝夹紧老年人双膝外侧加以固定，双手托住老年人肩胛或拉住腰带，将老年人向前方向上拉起；

（3）老年人双臂抱住护理人员颈项部，与护理人员一起向前向上用力，完成抬臀、伸腿至站立；

（4）调整身体重心，双下肢直立承重，维持站立平衡。

（三）床与轮椅间的转移

1. 独立从床到轮椅的转移

（1）轮椅放于老年人健侧，轮椅与床边形成30~45度角，拉好刹车，竖起脚踏板；

（2）老年人坐于床边，双脚放于地面上，全脚掌着地，双侧膝关节屈曲不得超过90度；

（3）患侧身体重心向前移，健手扶轮椅扶手起立；

（4）然后健腿向前方迈出一步，以健侧腿为轴，身体旋转，用健手支撑面，重心前移，弯腰慢慢坐下，如图2-10所示。

2. 独立从轮椅到床转移

（1）将轮椅推至床边，老年人健侧靠近床边，与床边成30~45度角，拉好刹车，竖起脚踏板；

（2）老年人坐在轮椅上，双脚放于地面上，使全脚掌着地，双侧膝关节屈曲不得超过90度；

（3）身体重心向前移，健手扶床边起立；

（4）健腿向前方迈出一步，以健侧腿为轴，身体旋转，用健手支撑床面，重心前移，弯腰慢慢坐下，如图2-11所示。

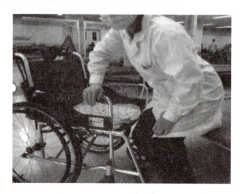
图2-10 独立从床到轮椅转移

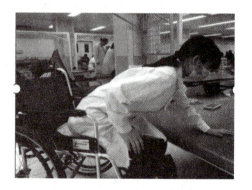
图2-11 独立从轮椅到床转移

3. 辅助下床椅转移

护理人员站在老年人健侧前方,一只脚放在老年人两脚之间,双下肢屈曲下蹲,双手扶住老年人的腰背部,利用身体向后倾的力量使老年人臀部离开坐位面,以健侧下肢为轴,旋转身体,在床边坐下。

知识链接

Bobath 握手是神经发育促进技术中一种常用的方法,在脑卒中患者的康复治疗中应用广泛。具体方法是双手交叉相握,掌心相对,偏瘫手拇指置于健手拇指掌指关节之上。Bobath 握手的作用如下:

(1) 在偏瘫早期,肌肉力量弱,主动活动少,建议采取 Bobath 握手,肘关节伸直,肩关节前屈,上举,以活动双上肢,维持肩关节活动度,防止关节挛缩,肩胛骨也可活动,防止肩关节半脱位。

(2) 部分患者出现肌张力增高,此时采取 Bobath 握手,伸直肘关节,可以起到抑制屈肌异常模式的作用,防止手的屈曲畸形。

(3) 可以协助翻身。

(4) 患者从坐到站,可应用 Bobath 握手,带动躯干向前,维持平衡,或者从站到坐,双手交叉相握,肘关节伸直,慢慢屈髋屈膝坐下,也起到维持平衡作用。

(5) 坐位或站立位时,还可采用 Bobath 握手向各个方向活动,增强躯干肌力量,改善平衡能力。

任务三 排痰技术

案例导入

郭奶奶,80 岁,半个月前感冒,持续高热,体温 39 摄氏度,夜间咳嗽、咳痰较明显,医院检查 CT 显示双肺下叶中度感染,给予抗感染治疗后,症状轻度改善,咳嗽、咳痰仍较频繁,咳痰效力下降并伴有呼吸困难,为了避免二次肺部感染,郭奶奶在护理人员小李的辅助下进行排痰。

思考:
1. 什么是辅助排痰?它有什么作用?
2. 辅助排痰的基本方法有哪些?

一、排痰技术的概述

排痰技术又称气道分泌物去除技术。排痰是指根据患者的情况采取某些物理方法,如体位引流、胸壁振动或叩击,帮助和指导患者进行有效的咳嗽、排痰和深呼吸,借以清除呼吸道分泌物的过程,具有维持呼吸道通畅、减少反复感染的作用。排痰技术包括深呼吸、有效咳嗽、叩击、体位引流和振动等。

二、排痰训练方法

(一) 呼吸训练法

呼吸是指机体与外界环境之间进行气体交换的过程,主要有胸式呼吸、腹式呼吸两种模式。二者区别如表2-2所示。

表2-2 胸式呼吸和腹式呼吸的区别

名称	呼吸频率	潮气量	呼吸幅度	是否费力	影响
胸式呼吸	小	小	浅	否	正常人无影响,长期卧床患者出现肺不张、痰液聚集,易引起肺部感染
腹式呼吸	大	大	深	是	可增强膈肌力量、减少气道阻力或无效腔,增加肺泡通气量,提高潮气量,预防肺部感染

呼吸训练强调主动控制训练,患者通过锻炼,达到增强胸廓的作用,协调各种呼吸肌的功能,增强肺活量和吸氧量,并且通过影响神经、循环、消化系统的功能来改善全身的健康状况。

1. 腹式呼吸的训练方法

(1) 老年人取坐位或卧位,如取卧位,两膝半屈曲,膝下垫一小枕,如取坐位放松肩膀、颈部和两臂,腹肌放松;

(2) 一手放于胸骨柄限制胸部运动,另一手放于脐部感受腹部起伏;

(3) 经过鼻吸气,吸气时胸部不动,腹部鼓起;

(4) 吸气后屏住1~2秒,然后慢慢用嘴巴呼气,腹部内陷;

(5) 每日2次,每分钟呼吸7~8次,每次训练10~20分钟,可配合缩唇呼吸。腹式呼吸如图2-12所示。

2. 缩唇呼吸的训练方法

(1) 老年人取坐位或头胸部抬高,双肩后倾,使膈肌活动不受限;

(2) 用鼻深吸气,紧闭嘴,默数1、2,稍屏息1~2秒;

(3) 经口呼气,嘴唇缩成吹口哨样,让气流慢慢呼出,默数1、2、3、4,呼气时间至少是吸气时间的2倍;

（4）每日2次，每分钟呼吸7~8次，每次训练10~20分钟，可配合腹式呼吸。缩唇呼吸如图2-13所示。

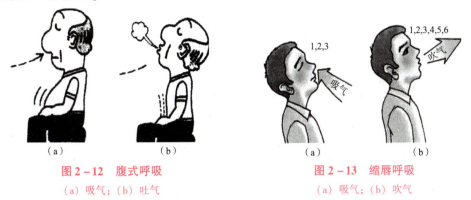

图2-12 腹式呼吸
（a）吸气；（b）吐气

图2-13 缩唇呼吸
（a）吸气；（b）吹气

3. 使用呼吸训练器训练方法

（1）取出呼吸训练器，将连接软管与外壳的接口、咬嘴连接，沿着呼气箭头指示方向垂直摆放，保持正常呼吸；

（2）老年人含住咬嘴呼气，以深长均匀的呼气使浮子逐渐升起，并使浮子尽量长时间保持升起状态；

（3）含住咬嘴呼气结束，松开咬嘴吸气；

（4）不断重复第2步、第3步进行呼气训练，10~15分钟后可正常呼吸休息。呼吸训练器如图2-14所示。

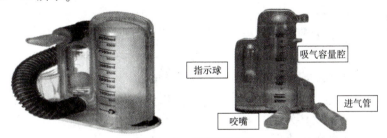

图2-14 呼吸训练器

（二）有效的咳嗽

咳嗽时应短促有力，不需要剧烈咳嗽，如咳嗽时气体不是突然冲出的，或在喉头发出假声都不是有效咳嗽。应避免无效咳嗽，无效咳嗽既增加老年人的疲劳感，消耗体力，又达不到目的。

有效咳嗽的方法：老年人取坐位，身体稍向前倾，双手环抱一个枕头，进行数次深而缓慢的腹式呼吸，深吸气并屏气，然后缩唇，缓慢呼气，在深吸气后屏气3~5秒，然后从胸腔进行2~3次短促有力的咳嗽，咳出痰液。

（三）体位引流

体位引流排痰是借助合适的体位，将肺部病灶置于高位，使积聚的痰液引流到大气管，再经口咳出。不同病变部位的引流体位如图2-15所示。

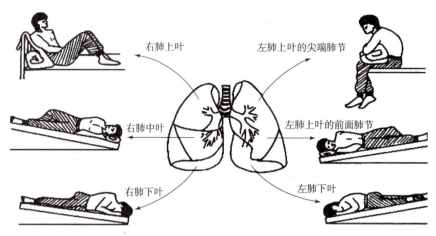

图 2-15 不同病变部位的引流体位

1. 操作方法及步骤

（1）根据老年人不同病变部位采取不同的引流体位。将老年人置于正确的引流姿势，尽可能让老年人舒适放松，护理人员应注意观察老年人的脸色及表情；

（2）引流时，帮助老年人间歇性做深呼吸后进行有效咳嗽，五指并拢，掌心空虚，手腕完全放松，按由下至上、由外向内的顺序叩击，每次根据情况叩击3~5分钟，同时鼓励老年人有意识地咳嗽、咳痰，使肺部支气管内积有的分泌物流入气管而排出体外；

（3）引流结束后让老年人缓慢坐起并休息，防止出现体位性低血压。

2. 体位引流注意事项

（1）体位引流应在饭前进行，每天2~4次，每次15~30分钟。体位引流后应及时清洁口腔，减少感染机会；

（2）痰液较浓稠时，应和气雾剂吸入配合使用；

（3）傍晚做体位引流使睡前肺部较干净，有利于老年人睡眠；

（4）有明显呼吸困难伴发绀的老年人，近1~2周内出现咯血，有严重高血压、心率加快、高龄的老年人，禁止体位引流；

（5）在引流过程中，若老年人有咯血、发绀、呼吸困难、发汗、疲劳等症状，应立即停止引流，给予临床处理。

（四）叩击排痰法

护理人员明确病变部位，宜用单层薄布保护胸廓部位，避免叩击引起皮肤发红。老年人取侧卧位，如情况良好也可取坐位。护理人员五指并拢，掌心空虚，手腕完全放松，按由下至上、由外向内的顺序叩击，每次根据情况叩击3~5分钟，同时鼓励老年人有意识地咳嗽、咳痰，使肺部支气管内积有的分泌物流入气管而排出体外，可配合胸部震动法。叩击时间每日2~3次，每次15~20分钟，餐后2小时或餐前30分钟进行。叩击法手势如图2-16所示。

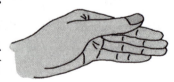

图 2-16 叩击法手势

（五）胸部震动排痰法

老年人取侧卧位或平卧位，护理人员双手重叠，置引流部位胸壁，叮嘱老年人深呼吸。吸气时手掌随老年人胸廓扩张而抬起，不施加任何压力；呼气时，手掌紧贴胸壁，施加一定压力，颤摩震动，以震荡患者胸壁，连续做3～5次，再叩击，如此重复2～3次，再嘱咐老年人咳嗽排痰。

> **知识链接**
>
> **吸痰法**
>
> 吸痰法是指经口腔、鼻腔或人工气道，将呼吸道内的分泌物吸出，以保持呼吸道通畅的方法。
>
> 1. 目的
>
> 保持呼吸道通畅，预防吸入性肺炎、肺不张、窒息等并发症。
>
> 2. 适应证
>
> 呼吸道分泌物不能自行咳出的患者，如年老体弱、危重、昏迷、麻醉未清醒等各种原因引起的不能有效咳嗽者。
>
> 3. 吸痰法的类型
>
> 吸痰法分为两种：经口腔吸痰（图2-17）和经人工气道吸痰（图2-18）。
>
>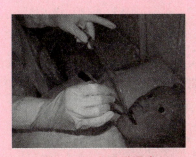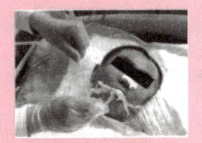
>
> 图2-17　经口腔吸痰　　　　　图2-18　经人工气道吸痰
>
> 4. 吸痰法的注意事项
>
> （1）吸痰过程中严格执行无菌操作，治疗盘内吸痰物品每天更换1～2次，吸痰管每次更换。
>
> （2）插管动作应轻柔、敏捷。插管不可有负压，吸痰管应左右旋转、缓慢上移、向上提出，避免损伤呼吸道黏膜。
>
> （3）每次吸痰时间不应超过15秒，如连续吸痰，中间间隔3～5分钟，患者耐受后再进行。一根吸痰管只能使用一次。

任务四 吞咽训练

案例导入

刘爷爷，75岁，1年前突发脑出血，经专科医院治疗后，入住×××老年公寓，可见刘爷爷伸舌偏左，左侧鼻唇沟变浅，口角流涎，其家属说，刘爷爷在家中进食时经常呛咳、误吸，如果你是护理人员，该如何为刘爷爷进行吞咽困难的康复护理？

思考：

1. 什么是吞咽困难？呛咳、误吸会导致怎样的后果？
2. 如何帮助刘爷爷训练吞咽功能？

一、吞咽训练的概述

很多老年人，尤其是脑卒中患者、帕金森综合征患者、阿尔茨海默病患者、老年卧床患者，进食时容易出现呛咳和吸入性肺炎，这严重影响了许多老年患者的生活质量。吞咽训练主要针对有吞咽障碍的老年人。

食物性状： 选择糊状食物，必要时添加增稠剂等，少食多餐，缓慢进食。

进食体位： 以坐位为主，身体坐直，头前倾，有利于食物咽下。

二、吞咽训练的方法

吞咽训练方法主要包括基础训练、吞咽训练、进食训练等。

（一）基础训练

1. 脸及下颌的运动

指导老年人每日进行微笑、皱眉、鼓腮、伸舌训练和双侧面部按摩，每日3次，每次20组。目的是改善口、面、舌下颌的运动功能，促进主动收缩功能恢复。

2. 舌的运动

舌肌训练：使舌向前及左右口角方向伸出，做主动或被动（用压舌板在舌部按摩）运动。

发音训练：叮嘱老年人张口发"a"音，闭口后唇凸出发"wu"音，也可缩唇做吹口哨动作。

3. 下颌运动训练

咀嚼，主动或被动等活动下颌，闭口进行"papapa"的发音训练。

4. 弹舌发音

主动弹舌刺激上下颚，及舌部神经肌肉发出"tatata"音。
目的是锻炼舌部肌肉，恢复舌部的吞咽功能。

5. 味觉刺激

用棉棒蘸取不同味道的果汁或菜汁，刺激舌面部，以增加味觉敏感度及食欲。

（二）吞咽训练

吞咽训练可以采取咽部冷刺激的方式，用棉棒蘸少许冰水，轻轻刺激患者软腭、舌根及咽壁，然后叮嘱患者做空吞咽动作。寒冷刺激能有效强化吞咽反射。咽部冷刺激如图2-19所示。

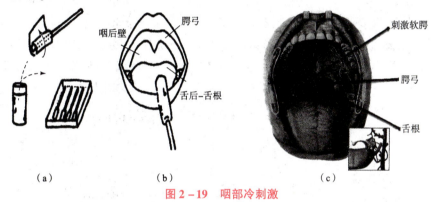

图2-19 咽部冷刺激
(a) 棉棒蘸取冰水；(b) 刺激患者；(c) 舌的结构

（三）进食训练

1. 进食体位

（1）坐位：身体坐直，稍向前倾约20度，颈部稍向前弯曲。
（2）半坐位：30～60度卧位，头部前屈，偏瘫侧肩部以枕垫起。

2. 食物

选择密度均匀又不易出现误咽的胶冻样食物，如果冻、香蕉、蛋羹、豆腐等。训练中可逐渐依次过渡为糊状食物、软食、普食。

3. 食具

开始选择小而浅的勺子。

4. 进食方法

（1）每次进食前先用冰棉棒刺激诱发吞咽动作，确定有吞咽功能后开始进食。护理人员站在老年人健侧喂食，尽量把食物放在舌根以利于吞咽。

(2)在训练中为防止食物残留造成误咽,应吞咽和空吞咽交互进行。每次证实完全咽下后再喂第二口,速度不宜过快,进食时间持续 30 分钟为宜。每次进食不宜超过 300 毫升,进食后 30 分钟内不宜进行翻身、拍背、吸痰等操作。

(四)注意事项

(1)初期进食宜用胶冻状食物,不宜饮水或进食流质食物,以免呛咳。

(2)若发生误咽、呛咳情况,应立即将食物排出,如以手挖出、拍背或用吸痰管吸出。

(3)当老年人咳嗽时,应停止喂食,让老年人休息至少 30 分钟再喂食。

知识链接

吞咽障碍患者的饮食护理

吞咽障碍患者常因进食困难,摄入的热量和营养素(蛋白质和水分等)不足,而导致营养不良或不同程度的脱水。所以,选择适宜的食物,将其进行适当加工,使患者易于进食和消化,经口获得必需的营养素,是促使疾病康复的重要措施。由于造成吞咽障碍的疾病复杂多变,因而患者的膳食安排应是长期并可持续进行的。这需要患者及照顾者、家属共同努力。吞咽障碍患者饮食分级如表 2-3 所示。

表 2-3 吞咽障碍患者饮食分级

分级	食物构成	适用人群
第一级	果酱、浓汤	口腔准备期、口腔期、咽期吞咽障碍患者
第二级	果酱和机械加工的浓稠食物或加稠的液体,需要咀嚼的软食	口腔准备期、咽缩肌功能障碍患者
第三级	经机械加工的软食	缓慢地饮用液体并能开始咀嚼和可以耐受粗糙结构食物的患者
第四级	软食或各类液体	可进食软食和液体的患者

食物特征如下:

(1)柔软、密度及性状均一;

(2)有适当黏稠性,不易松散;

(3)通过口腔、咽期时容易变形,不容易粘在咽喉中。吞咽障碍患者适宜的食物如图 2-20 所示。

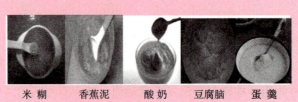

米糊　　香蕉泥　　酸奶　　豆腐脑　　蛋羹

图 2-20 吞咽障碍患者适宜的食物

任务五
膀胱护理技术

案例导入

张奶奶，84 岁，患有糖尿病，半年前发现咳嗽、大笑时均会不自主流出尿液，就诊于当地医院，医生诊断为压力性尿失禁。作为张奶奶的护理人员，请为张奶奶进行压力性尿失禁的康复护理。

思考：
1. 什么是压力性尿失禁？导致压力性尿失禁的原因是什么？
2. 作为护理人员，应该如何帮助张奶奶锻炼？

一、压力性尿失禁的概述

（一）压力性尿失禁的定义

压力性尿失禁也称张力性尿失禁，是指打喷嚏或咳嗽等腹压增高时出现不自主的尿液自尿道外口渗漏。主要症状表现为咳嗽、打喷嚏、笑、走路、活动、跳跃等腹压突然增高情况下出现尿失禁。尿失禁是女性最常见的慢性病之一，老年妇女占比为 37%~70%。

（二）发病机制

1. 长期腹压增高

肥胖、肺气肿、支气管哮喘、慢性咳嗽、习惯性便秘、长久站立等均会引起腹压增高。

2. 糖尿病

糖尿病导致尿液增多，尿糖刺激膀胱，引起膀胱末梢性神经炎，使膀胱控尿能力降低。

3. 神经系统疾病

神经系统疾病如中风、阿尔茨海默病、帕金森病等，使膀胱各种神经调节出现障碍，以及老年人行动不便，也容易发生尿失禁。

4. 妊娠

妊娠有时也会导致尿失禁。

5. 与雌激素关系十分密切

更年期、绝经和老年女性易发生尿失禁。泌尿生殖系统与雌激素关系十分密切，在女性的尿道及膀胱三角区存在大量雌、孕激素受体，女性尿道富含黏膜和血管，雌激素可以增加尿道血流，使尿道黏膜增厚，加强尿道关闭，并增强盆底结缔组织弹性和紧张度。绝经后雌激素缺乏，尿道黏膜萎缩，引起盆腔器官萎缩和尿道功能下降，影响正常关闭。

（三）压力性尿失禁的临床分度

1. Ⅰ度

患者在咳嗽、笑、打喷嚏时发生漏尿。

2. Ⅱ度

患者在行走、上楼梯时发生漏尿。

3. Ⅲ度

患者在站立或卧位时均有尿失禁。

二、压力性尿失禁的治疗方法

压力性尿失禁的治疗方法主要是手术治疗和非手术治疗。

非手术治疗主要以功能训练为主，主要包括生活方式干预、盆底肌训练、行为习惯训练等。

（一）生活方式干预

生活方式干预包括体重控制、戒烟、控制呼吸道疾病、治疗便秘，减少蹦蹦跳跳或运动量过大等。

（二）盆底肌训练

其是指有意识地对以提肛肌为主的盆底肌肉进行自主性的收缩，加强控尿能力。盆底肌训练是最传统的非手术治疗方法。

1. 目的

其目的是加强盆底肌肉，改善尿道、肛门括约肌功能。

2. 禁忌证

心律失常或心功能不全患者、膀胱出血（血尿）、尿路感染急性期和肌张力过高的患者禁用此训练方法。

3. 训练方法

（1）老年人在不收缩下肢、臀部、腹部肌肉的情况下做自主收缩盆底肌肉（缩紧肛门、阴道的动作），每次收缩5~10秒，每组重复10~20次，每日2~3组。

（2）指导老年人做呼吸训练时，屏气时提收会阴（要持续数秒钟），呼气时放松肛门，一收一放为1次，反复做10分钟，每日2~3组。可利用晨练、等车、午休、睡前等时间练习，不拘场所，需持之以恒。

（3）可指导老年人在桥式运动下做收缩肛门动作，患者取仰卧位，双腿屈曲，然后伸髋、抬臀，并保持，此为桥式双桥运动（图2-21），护理人员可同时使用语言引导老年人，帮助其维持收缩肛门的动作。

（4）下蹲法：每日2~3次，每次10分钟。下蹲速度、频率以自己能耐受为宜。年龄较大者可手扶椅背、墙壁以助力。

（5）老年人可坐在马桶上，两腿分开，开始排尿，中途有意识收缩盆底肌肉，使尿流中断，如此反复排尿、止尿、排尿，这种锻炼起初较为困难，经反复训练后能随意做到时，则效果明显。

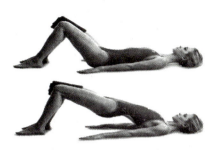

图2-21 桥式双桥运动

（三）行为习惯训练

行为习惯训练又称膀胱锻炼、习惯锻炼、膀胱训练、膀胱再教育。可利用设定排尿日记、闹钟等方式规定特定排尿时间，如餐前30分钟、晨起或晚睡时，并且鼓励患者如厕排尿，身体条件不允许的情况下，护理人员要提前备好便器，白天每3小时一次，夜间2次，帮助患者建立良好的排尿习惯。

（四）注意事项

（1）训练前必须做好评估工作，以判断是否适合训练。
（2）训练前告知患者训练目的及训练方式，以便取得配合。
（3）训练要循序渐进，要以患者耐受为宜。
（4）训练时要求密切观察患者反应及变化，如遇问题需立即停止训练，并告诉医务人员。
（5）训练过程中需要做好动态评估和记录。

任务六 肠道康复护理训练方法

案例导入

刘爷爷，68岁，大便次数逐年减少为每周1~2次，早些年通常是每周4~5次。粪便的性质也变硬，并结成球块状。粪便的颜色仍为褐色至深褐色，从未出现过黑便、柏油样便或便中带血。排便时绝大部分时间他必须很用力，不伴肠绞痛或肛门区疼痛。作为刘爷爷的护理人员，请帮助刘爷爷进行肠道护理，解除其排便异常的症状。

思考：
1. 什么是排便异常？排便异常的常见类型有哪些？
2. 如何为刘爷爷进行肠道康复护理？

对老年人来说，在老年阶段整个人体处于衰退期，抵抗力逐渐降低，更经不起肠道的伤害。老年人的肠道问题主要表现为便秘。老年人便秘的原因很多，多数是由活动量减少、肠道蠕动缓慢、直肠肌及上腹肌萎缩、引力减退等脏器功能衰退而导致排便无力进而引起便秘。另外，饮食不合理、精神因素等也可能造成便秘。

肠道康复护理技术主要应用于各种原因导致的神经源性大肠。目的是帮助老年人建立在规定时间内定期排便的规律，消除或减少由于大便失禁造成的日常生活不便，预防因便秘、腹泻及大便失禁导致的并发症，从而提高老年人的生活质量。

一、肠道康复护理的概述

1. 定义

肠道康复护理是针对神经系统损伤或疾病导致神经系统功能异常而引起直肠排便机制发生障碍的恢复性康复治疗措施。通过训练指导患者选择适合自身排便的时间、体位和方式，用各种康复训练和不随意使用缓泻剂及灌肠等方法形成规律的大便习惯。

2. 目的

其目的是降低患者便秘或大便失禁的发生率，降低患者对药物的依赖性，帮助患者建立胃结肠反射、直结肠反射、直肠肛门反射，使大部分患者在如厕时或便器上利用重力和自然排便机制独立完成排便，在社会活动时间内能控制排便。

3. 应用范围

其应用范围是神经源性直肠所致的大便失禁及便秘，神志清楚并能够主动配合康复治疗的患者。

4. 禁忌证

（1）严重损伤或感染。
（2）神志不清或不能配合的老年人。
（3）伴有全身感染或免疫力极度低下的老年人。
（4）有显著出血倾向的老年人。

二、肠道康复护理的操作准备

（1）评估有无影响排便的因素，如老年人年龄、饮食习惯、个人习惯、日常活动情况、心理因素、社会文化因素、疾病、药物、治疗和检查因素等。

（2）评估老年人是否适宜进行肠道康复训练，腹部、肛门部手术后3天内以及极度虚弱老年患者避免进行排便功能训练。心肌梗死、动脉瘤的老年患者进行肠道康复训练时禁止用力排便。

（3）环境安静私密，避开进餐时间、查房以及接受治疗护理的时间。

（4）以老年人能够理解的方式向其解释肠道康复训练的目的、意义及过程。

（5）根据训练计划准备用物。

三、肠道康复护理的操作流程

肠道康复护理的操作流程如图 2-22 所示。

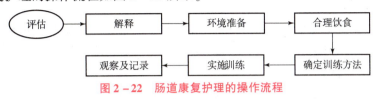

图 2-22 肠道康复护理的操作流程

四、肠道康复护理的操作要点

（一）便秘的护理

便秘（Constipation）是指大便次数减少，一般每周少于 3 次，伴有排便困难、粪便干结等症状。便秘的康复护理技术主要有指力刺激、腹部按摩、肠道功能训练等。护理与训练的目的是帮助患者建立排便规律。

1. 指力刺激

护理人员协助老年人采取左侧卧位，食指或中指戴指套，涂抹润滑油，缓缓插入肛门 3~4 厘米，用指腹一侧沿着直肠壁顺时针 360 度转动，刺激 15~20 秒，一般少于 1 分钟，直至感到肠壁放松、放屁、排便，内括约肌收缩或挖清大便。注意自主神经反射异常。

2. 腹部按摩

指导训练老年人排便时，护理人员用单手或双手的食指、中指和环指沿结肠解剖位置自右向左（顺时针）环形按摩。从盲肠部开始，依结肠蠕动方向，经升结肠、横结肠、降结肠、乙状结肠做环形按摩，或在乙状结肠部由近心端向远心端做环形按摩，每次 5~10 分钟，每日 2 次。大肠解剖示意如图 2-23 所示。

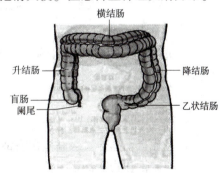

图 2-23 大肠解剖示意

3. 肠道功能训练

（1）盆底肌训练：老年人平卧，双下肢并拢，双膝屈曲稍分开，轻抬臀部，缩肛、提肛 10~20 次，每日练习 4~6 次。

（2）腹肌训练：老年人坐于坐厕或卧床老年人取斜坡位，叮嘱老年人深吸气，往下腹部用力，做排便动作。

（3）模拟排便训练：排便常采用可以使肛门直肠角增大的体位，即蹲位或坐位，可借助重力作用使大便易于排出，也易于增加腹压，有益于维护老年人自尊、减少护理工作量、减轻老年人心脏负担。若不能取蹲位或坐位，则以左侧卧位较好。

4. 药物使用

可使用通便剂，如开塞露、甘油等，软化粪便，润滑肠壁，刺激肠道蠕动进而促进排便。在通便药效不佳时，可用小量不保留灌肠促进排便。

5. 饮食与运动

多进食水果、蔬菜及粗粮等高纤维素、富含营养的食物，多饮水。减少高脂肪、高蛋白质食物的摄入。指导患者适当运动，增强身体耐力，进行增强腹肌和盆底肌的训练。

6. 排便行为习惯

帮助老年人建立、养成良好的排便习惯，一般早餐后最为适宜，因为此时胃结肠反射最强。

7. 手指协助排便

在进行腹部顺时针按摩后，可用手指协助排便。护理人员的食指或中指戴指套，涂抹润滑油，缓慢插入肛门，由内向外挖出粪团，直至将直肠内的粪便挖清。

（二）大便失禁的护理

大便失禁即肛门失禁，是指粪便及气体不能随意控制，不自主地流出肛门，为排便功能紊乱的一种症状。

大便失禁的康复护理技术：肠道功能训练、皮肤护理、饮食指导、刺激肛门收缩等。护理和训练原则是帮助患者控制大便。

1. 肠道功能训练

盆底肌功能训练、腹肌训练、养成定时排便的良好习惯等都有助于肠道功能训练。

2. 皮肤护理

保持床单、被服干净，保证肛周、臀部皮肤清洁干燥，预防破损。如出现肛周发红，可涂抹氧化锌软膏。

3. 饮食指导

（1）严重腹泻：渐进式饮食治疗，禁食—流质—半流质—普通饮食；
（2）轻症者：高热量、高蛋白易消化低油饮食；
（3）限制性食物：油腻、油炸、产气食物、刺激食物、刺激饮料、调味品等；
（4）避免过冷、过热食物；
（5）清淡、规律饮食，禁烟、酒。

4. 刺激肛门收缩

对肛门收缩松弛的老年人，可用特殊电极对肛门括约肌进行低频率脉冲电刺激，增加肛门收缩的紧张度，用手指按压弹拨刺激肛门括约肌收缩。也可有意识做抬臀、缩肛、提肛等练习。

五、肠道康复护理的注意事项

（1）及时做好心理护理工作，尊重老年人人格，鼓励老年人树立信心，使老年人认识到排便训练需要耐心，需坚持数周或数月，不能因暂时的效果不佳而失去信心。

（2）肠道训练的时间应符合老年人的生活规律，根据老年人的情况进行评价和调整。

（3）室内应开窗通风，保持空气清新，去除不良气味。

（4）避免长期使用泻药而导致依赖性。

（5）护理人员需注意修剪指甲，避免刮伤患者。

任务七 压疮护理

案例导入

王爷爷，87岁，半年前突发脑出血导致左侧肢体偏瘫，在医院治疗2个月后因其子女无法长期在身边进行护理和照顾入住×××老年公寓。王爷爷右侧肢体肌张力低下，无主动活动能力。某日晚，护理人员小李在交接班时，发现王爷爷骶尾部皮肤红肿，皮下有硬结，诊断为压疮。小李解释说是因工作繁忙，未及时协助患者翻身所致。

思考：

1. 什么是压疮？
2. 导致王爷爷发生压疮的主要原因是什么？
3. 在本案例中，如何为王爷爷进行压疮护理？

一、压疮的概述

（一）压疮的定义

压疮是身体局部组织长期受压，血液循环障碍，局部组织持续缺血、缺氧，营养缺乏，致使皮肤失去正常功能而引起的组织破损和坏死。解除压迫是防治压疮的主要原则。定时翻身和变换体位是预防压疮的基本方法。

（二）压疮形成因素

1. 垂直压力

外在压力大于毛细血管压时，毛细血管和淋巴管内血流减慢，导致氧和营养供应不足，代谢废物排泄不畅。局部组织持续受压2小时以上，会引起组织不可逆损害。

2. 剪切力

剪切力作用于相邻物体表面，引起相向平行滑动，可引起组织的相对移动，切断较大区域的血液供应，组织间的带孔血管被拉伸、扭曲和撕拉，可引发深部坏死。剪切力持续 30 分钟以上可造成深部组织的不可逆损害。

3. 摩擦力

身体重心向反方向移动时对皮肤的牵拉作用即摩擦力。夹板内衬垫放置不当、石膏内不平整或有渣屑等；卧床或坐轮椅时，皮肤可受到表面的逆行阻力摩擦。压疮形成因素如图 2-24 所示。

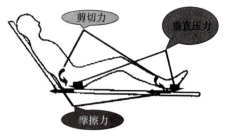

图 2-24 压疮形成因素

4. 皮肤受潮或受排泄物的刺激

皮肤经常受到汗液、尿液、各种引流物的刺激变得潮湿，使皮肤抵抗力降低。皮肤组织极易破损。

5. 全身营养障碍

营养状况是影响压疮形成的一个重要因素。

6. 年龄

老年人皮肤松弛干燥，缺乏弹性，皮下脂肪萎缩变薄。

7. 体温升高

体温每升高 1 摄氏度，组织代谢需氧量增加 10%。组织持续受压造成缺血，进而导致营养物质等供应不足。

8. 矫形器械使用不当

矫形器械使用不当也会造成压疮的形成。

（三）压疮易发人群

（1）神经系统疾患：脑卒中、颅脑损伤、脊髓损伤、帕金森病等。
（2）老龄：机体活动减少，皮肤质量差，皮下脂肪变薄萎缩。
（3）肥胖：过重让承受部位压力加大。
（4）身体消瘦、营养不良：肌肉、脂肪质量下降，失去保护。
（5）疼痛：机体活动减少，且疼痛造成强迫体位。
（6）大小便失禁：皮肤受污染，处于潮湿环境中。
（7）发热：汗液增加，皮肤受刺激。
（8）石膏或其他器具固定的患者：活动受限，局部压力增加。

（四）压疮易发部位

压疮可发生在体表软组织受压的任何部位，多发生于骨突明显、皮肤及皮下组织压力过大的部位。

（1）仰卧位：枕部、肩胛部、肘部、骶尾部、足跟部。仰卧位易发部位如图 2-25 所示。
（2）侧卧位：耳部、肩峰、肋部、髋部、膝关节的内外侧、内外踝部等。侧卧位易发部位如图 2-26 所示。

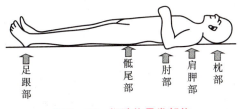
图 2-25 仰卧位易发部位

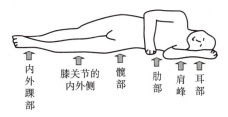
图 2-26 侧卧位易发部位

（3）俯卧位：面颊耳廓、肩峰、乳房（女性）、生殖器（男性）、膝部、足趾等。俯卧位易发部位如图 2-27 所示。

（4）坐位：坐骨结节、肘部、肩胛部。坐位易发部位如图 2-28 所示。

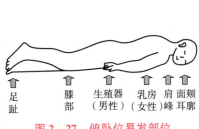
图 2-27 俯卧位易发部位

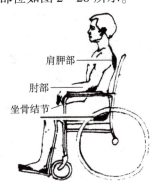
图 2-28 坐位易发部位

二、压疮的评定

（一）压疮的评定标准

Braden 压疮评定标准如表 2-4 所示。

表 2-4 Braden 压疮评分标准

评分内容	评估计分标准				评分
	1 分	2 分	3 分	4 分	
1. 感知能力	完全受限	大部分受限	轻度受限	无损害	
2. 潮湿程度	持续潮湿	常常潮湿	偶尔潮湿	罕见潮湿	
3. 活动能力	卧床	坐椅子	偶尔步行	经常步行	
4. 移动能力	完全受限	非常受限	轻微受限	不受限	
5. 营养摄取能力	非常差	可能不足	充足	丰富	
6. 摩擦力和剪切力	存在问题	潜在问题	不存在问题	无	

轻度危险：15~16 分　中度危险：13~14 分　高度危险：≤12 分

(二) 压疮分期

1. Ⅰ期——淤血红润期（图2-29）

受压部位出现暂时性血液循环障碍，组织缺氧，小动脉反应性扩张，局部充血，皮肤完整但出现红、肿、热、麻木或有触痛，解除压力30分钟后，皮肤颜色不能恢复正常。此期为可逆性改变，及时去除致病原因，可阻止压疮的发展。

2. Ⅱ期——炎性浸润期（图2-30）

这一时期的压疮已伤及表皮层和真皮层。红肿部位继续受压，血液循环得不到改善，静脉血回流受阻，局部静脉淤血，受压表面呈紫红色，皮下产生硬结，皮肤因水肿变薄，表皮水疱形成，极易破溃，破溃后，露出潮湿的疮面，患者产生疼痛感。

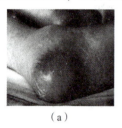
（a）

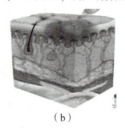
（b）

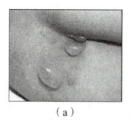
（a）

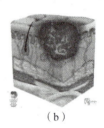
（b）

图2-29 淤血红润期
（a）Ⅰ期表现；（b）Ⅰ期切面图

图2-30 炎性浸润期
（a）Ⅱ期表皮症状；（b）Ⅱ期切面图

3. Ⅲ期——浅度溃疡期（图2-31）

表皮水疱逐渐扩大，水疱破溃后，显露潮湿红润的疮面，有黄色渗出液流出；感染后表面有脓液覆盖，致使浅层组织坏死，溃疡形成，疼痛加剧。

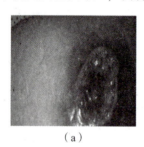
（a）

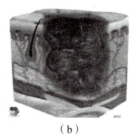
（b）

图2-31 浅度溃疡期
（a）Ⅲ期表皮症状；（b）Ⅲ期切面图

4. Ⅳ期——坏死溃疡期（图2-32）

这一时期属于压疮严重期，伤及真皮下层和肌层，感染向周边及深部扩展，最深可达骨面。坏死组织发黑，脓性分泌物增多，伴有臭味，严重者细菌入侵，易引起败血症，造成全身感染。

5. 无法分期的压疮（图2-33）

全层组织缺失、溃疡底部被腐肉覆盖（黄色、黄褐色、灰色、绿色、褐色）或伤口处有焦痂附着（碳色、褐色、黑色）。

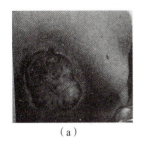 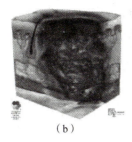 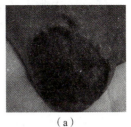 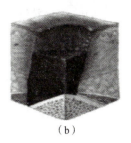

（a）　　　　　　　（b）　　　　　　　　（a）　　　　　　　（b）

图 2-32　坏死溃疡期　　　　　　　　　图 2-33　无法分期的压疮

（a）Ⅳ期表皮症状；（b）Ⅳ期切面图　　　（a）无法分期的表皮症状；（b）无法分期的切面图

三、压疮的护理

压疮的护理方式根据伤口严重程度而有所差异，但是有效地去除局部压力是成功护理压疮伤口的基础。

（一）全身护理

积极治疗原发病，增加营养和全身抗感染等。

（二）局部护理

1. Ⅰ期——淤血红润期

（1）增加翻身次数，避免局部过度受压；

（2）避免摩擦、潮湿和排泄物的刺激；

（3）改善局部血液循环，可采用湿热敷、红外线或紫外线照射等方法。此时敷料选用透明贴、溃疡贴、渗液吸收贴、皮肤保护膜。

2. Ⅱ期——炎性浸润期

（1）未破的小水疱要减少摩擦，防止破裂，促进水疱自行吸收；

（2）大水疱可用无菌注射器抽出疱内液体后，消毒局部皮肤，再用无菌敷料包扎。此时敷料选用水胶体敷料，具有强吸收液体的能力，吸收液体后形成凝胶，可清除创面坏死组织，保持创面湿度。

3. Ⅲ期——浅度溃疡期

（1）清洁创面，促进愈合；

（2）解除压迫，保持局部清洁、干燥；

（3）物理疗法，如用鹅颈灯照射创面，尽量保持局部的清洁、干燥，在距创面25厘米处照射，每日1~2次，每次10~15分钟，照射后以外科无菌换药法处理创面；

（4）采用新鲜的鸡蛋内膜、纤维蛋白膜等贴于创面治疗。

4. Ⅳ期——坏死溃疡期

（1）去除坏死组织，促进肉芽组织生长，保持引流通畅，促进愈合；

(2) 溃疡较深、引流不畅者，用3%过氧化氢溶液冲洗，抑制厌氧菌生长；

(3) 对感染的创面定期做细菌培养及药物敏感试验；

(4) 对大面积深达骨骼的压疮，配合医生清除坏死组织，植皮修补缺损组织，用烤灯联合庆大霉素加白糖生肌膏治疗压疮。

(三) 心理护理和健康教育

1. 心理护理

对压疮的护理除定时翻身，保持皮肤清洁、床面平整以外，心理护理也被广泛应用于临床护理中，护理人员应充分估计并细致观察老年人心理反应，与老年人耐心交谈，及时掌握老年人的心理活动，针对不同类型、性格、疾病的老年人，采取不同的方法，做好疏导工作，在精神上给予老年人支持及鼓励，消除老年人的心理障碍，使其树立战胜疾病的信心。

2. 健康教育

给予老年人高蛋白、高维生素的饮食，并补充矿物质，以增强机体抵抗力和组织修复能力。脱水老年人应及时补充水和电解质，并鼓励老年人自行排尿。协助老年人增加活动量，鼓励老年人及早离床活动。保持口腔清洁，保持皮肤清洁干燥。向老年人及其家属普及相关的健康知识。通过健康教育使老年人及家属了解活动及各项预防措施的重要意义。学会自行检查易发生压疮部位的皮肤状况，并能做出判断。学会利用简便可行的方法，如枕头、软垫等减轻皮肤受压程度，并能够按计划进行身体活动。

知识链接

伤口不同愈合阶段选用敷料如表2-5所示。

表2-5 伤口不同愈合阶段选用敷料

分期	敷料	作用
高风险期（压红、慢性伤口周边皮肤及创面愈合后）	皮肤营养保护剂，超薄水胶体敷料	改善皮肤微循环和营养，增加皮肤屏障和抵抗力，减轻压力
黑期（干性坏死期）	机械/外科清创水凝胶	加速坏死组织的分解和吸收
黄期（炎症反应期）	藻酸盐类敷料、泡沫类敷料、亲水性纤维敷料	加速坏死组织的分解和吸收，吸收渗液
红期（肉芽生长期）	水胶体敷料	促进各种生长因子的释放，刺激毛细血管的生长
粉期（上皮形成期）	超薄水胶体敷料、透明薄膜	上皮细胞在湿性的环境里，移行的速度更快

注意敷料选择的原则：减少更换敷料的次数、加速伤口的愈合、节省护理时间、无刺激性和任何不良反应、有良好的黏附性，活动时不脱落。敷料如图2-34所示。

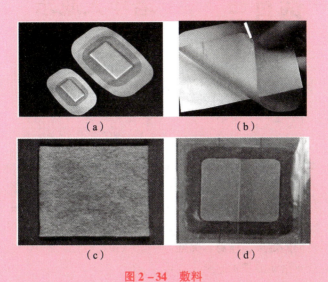

图2-34 敷料

(a) 透明贴敷料；(b) 水体胶敷料；(c) 藻酸盐敷料；(d) 泡沫敷料

项目三　老年人康乐活动照护

【知识目标】

◇ 了解老年人康乐活动的定义、作用、类型；
◇ 理解开展老年人康乐活动的基本原则和技巧；
◇ 掌握开展老年人康乐活动的方法。

【能力目标】

◇ 会为老年人选择合适的娱乐游戏活动；
◇ 会组织开展老年人娱乐游戏活动；
◇ 会指导老年人正确使用健身器材；
◇ 会为老年人选择合适的健身康复操，并指导其完成。

【素质目标】

◇ 要学会尊重老年人的价值观，尊重老年人的兴趣爱好，充分考虑老年人的个性化特点，多鼓励老年人进行娱乐活动；
◇ 应细心，具备爱心、耐心，与老年人沟通时语气要温和，语速要缓慢；
◇ 活动过程中注意询问老年人的感受。

【思维导图】

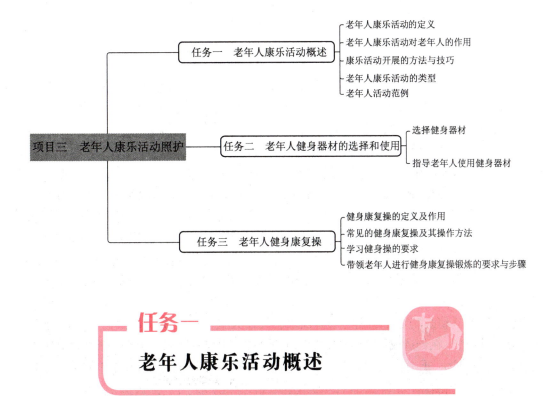

任务一 老年人康乐活动概述

案例导入

在重阳节来临之际，某老年公寓为了老年人的身心健康，促进老年人之间的交流，提高老年人参与活动的积极性，该公寓计划组织老年人开展小组娱乐活动。

思考：如果你是本次活动的策划者与组织者，应该怎样组织老年人开展小组娱乐活动？

有目的地组织老年人开展各类娱乐游戏活动，既能够帮助老年人保持良好的情绪，锻炼老年人的身体，提高他们肢体和头脑的灵活性，也可以促进老年人之间的交流，改善护理人员与老年人之间的关系。所以，养老护理人员应根据老年人的身体状况、兴趣爱好等因素，为老年人选择合适的活动。

一、老年人康乐活动的定义

老年人康乐活动是指针对老年人的心理、生理特点，在老年工作者或老年社会工作者的协助下，通过语言交流、肢体活动、老年志愿服务等活动形式开展的各类活动，可以满足老年人心理和生理的需要，促进老年人身心健康，提高他们的生活质量。

二、老年人康乐活动对老年人的作用

（一）保持良好的情绪

良好的情绪有利于健康。中医学把人的情绪归纳为七情，即"喜、怒、忧、思、悲、恐、惊"，怒伤肝，思伤脾，忧伤肺，恐伤肾。可见人的情绪对身体健康有着极大的影响。低落、压抑的情绪可导致体内失去平衡和协调，长期下去，会使身体免疫力下降，感染各种疾病。老年人在康乐活动中心情轻松愉快，精神振奋，可以很好地调节脉搏、呼吸、血液、消化液的分泌及新陈代谢，使之处于正常及稳定状态，这样人会感到舒服、轻松、乐观，在情绪上产生一种良性循环：愉快→活动→愉快，对身体健康、防病治病有着积极的作用。

（二）促进脑健康，扩大知识面

许多老年人在空闲时，总会进行一些发明创造、文学创作、集邮或剪报，来满足自己的兴趣。这些活动既满足了他们的心理需求，又使大脑得到锻炼。俗话说："脑，不用则钝，多用则灵。"在创造或创作等过程中，要不断地阅读，反复地思考，想象和记忆可加强思维能力，扩大知识面，提高记忆力，延缓脑细胞的衰老过程。

（三）适当的体力活动可以促进健康，预防疾病

在老年人的活动中，有一部分是体力活动，比如参加社会性的活动；游玩、散步或为实现某一目的而四处活动、联系等。从医学上讲，适当的体力活动可以提高机体新陈代谢的能力，使机体器官功能活动和肌力增强，器官的形态结构也相应地发达，可推迟各器官的衰老。

适度的体力活动可加大肺活量，促使心肌加强收缩，增加血液供应，促进血液循环；能改善神经系统功能，改善体力活动所造成的轻度疲劳；还能解除神经紧张，促进睡眠；能增强肠胃道分泌和蠕动，增进消化，促进食欲。

据调查统计，坚持适当体力活动的人，比久坐不动的人心脏肌肉发达，心脑血管功能健全，高血压、心脑血管病、肥胖等发病率也较小。实验证明，适当的体力活动是防止疾病、延年益寿的重要条件。

（四）体育健身活动可以增进健康

在老年人的活动中，有许多内容是体育健身活动，如跑步、舞剑、太极拳、健美操、气功、打球、跳舞等。

体育健身活动与体力活动有所不同，它是有目的地对身体的某些部位进行锻炼，以增强其功能。体育活动最大的特点在于其可以促进各组织器官的"动"：肺动促进呼吸，心动促进行血，肝、胆、胃、脾动促进消化。经常参加体育活动的人，身体各部分肌纤维较

粗，肌肉发达有力。体育活动能增强韧带的弹性和关节的灵活性；能增强心脏收缩力量；能改善神经系统的功能。运动时肌肉有规律并协调地收缩，各种刺激传达到大脑，大脑又发出各种动作指令，使神经系统得到锻炼。因此，长期坚持体育活动可以使人反应敏捷，动作轻松、迅速。

三、康乐活动开展的方法与技巧

（一）老年个案康乐活动

1. 老年个案康乐活动开展的基本原则

老年个案康乐（以下简称个案康乐）主要适用于不喜欢参加集体活动或活动能力缺失较严重的老年人（如长年卧床、四肢活动能力缺失的老年人）。这部分老年人的康乐活动主要由工作人员或老年志愿者以语言或简单的活动等形式开展。由于这部分老年群体与其他群体存在不同的生理特点和心理特点，因此在开展工作时要遵循以下原则和要求：

（1）从价值观上尊敬并接受老年人。

如果我们在观念上就对老年人持排斥和歧视的态度，视他们为社会和家庭的负担，觉得他们老朽、昏庸、无能，只能消极地适应生活，那么，我们从根本上就无法从事老年人的工作。只有我们从观念上接纳并尊敬老年人，才会有信心通过我们的帮助去改变老年人的生存环境，提高他们的生活质量，使他们有一个幸福的晚年。

（2）建立相互信赖的关系。

这一原则是保证以交流为主要形式的康乐活动顺利开展的重要条件。只有那些与老年人接触时，持不批判态度并给予老年人积极支持的老年工作者，才有望与老年人建立信赖关系。老年工作者要真心地关心老年人，了解他们的真实感受，并对他们的感受做出积极的反应。老年人从这种回应中得到安慰，他们感到自己不再孤单，只有这样方能营造一个让老年人自由倾诉的环境氛围。当然，也只有那些有意愿交流的老年人才愿意参与此类活动以减少心中压力。因此，对那些无这种愿望的老年人，我们不去强行建立某种关系。

（3）有耐心、多鼓励。

老年人有多种性格，有些老年人性格内向，寡言少语；有些老年人则可能喋喋不休，自顾自地不停说话。在面对这两种老年人时，如果老年工作者表现出任何不耐烦和反感的情绪，都将损害工作者与老年人的关系，从而使下面的活动无法继续进行。对于沉默寡言的老年人，在起初交谈时可先聊一些与其有关的日常小事，让老年人感到你对他的真诚关心，然后再把话题继续深入下去。对于反复唠叨、说话啰唆的老年人，我们可以在适当的时候告诉他"这事你已经提及过了，我已知道"。但语气要委婉，否则会使老年人认为自己讨人厌。

除了要有耐心以外，老年工作者还需多鼓励老年人，对于他们取得的任何一点小成绩都应及时地给予称赞，比如语言功能严重受损的老年人，当他会发出简单的喊叫时，我们就应对此给予鼓励和称赞，以促进他们自信心的建立。但切忌不符合实际的奉承和过分的夸奖，这会让老年人感到你在敷衍他，是不真诚的。在进行以语言交流为主的活动时，老年工作者一般不要随意打断老年人说话。

（4）让老年人自我选择、自我决定。

在老年人参与活动时，有时需要老年人自我做出决定，这时老年工作者只是协助者的角色，而真正具有决定权的是老年人自己，这样才能让老年人在与老年工作者的交流和活动中习得解决问题的能力。

（5）个别化原则。

许多调查表明，人们总是很容易按照某种固定的类型和范畴去理解老年人，认为老年人大多残弱、贫穷、孤残、固执，而老年人实际的状况要比人们想象的好得多。尽管老年人随年龄的增长会有生理、心理的变化，但这些变化并不是千篇一律地按统一模式发生在每位老年人身上。有些60岁的老年人可能比30岁的年轻人在生理上更健康，在心理上更愿意接受新事物。一些老年人健康、健谈且风趣幽默，欣然接受老之将至；一些老年人则可能唠叨抱怨、心灰意冷；有的老年人把生活安排得井然有序，有固定的目标，自修大学课程，参加各类活动；有的老年人则终日无所事事，愁闷地等待天黑。事实上每位老年人都是一个独特的个体，都有自己的个性和特点，我们不可用某一固定的模式去套他们的生活。因此，为不同老年人安排活动时应考虑到被服务老年人的个人特点和需要，为他们安排不同种类、不同形式的活动。

2. 老年个案康乐活动中言语性康乐活动的开展技巧

与老年人进行言语性交流，找到一个老年人感兴趣的话题很重要。好的话题能很快激发老年人谈话的兴趣，消除谈话双方的拘束感，使老年人有一种满足感，对老年工作者产生信任感，从而使谈话进一步深入。许多研究人员经过很多的研究和实践，认为与老年人谈话时运用怀旧和生命回顾这两种方法能使老年人很快融入谈话的情境中，效果较好。

（1）怀旧。

怀旧，即让老年人回顾他们过往生活中最重要、最难忘的时间或时刻，从回顾中让老年人重新体验快乐、成就、尊严等多种有利于身心健康的情绪，帮助老年人找回自尊和荣耀。这一方法被证明对调整老年人心态十分有效。

（2）生命回顾。

生命回顾是指通过生动缅怀过去一生成功和失败的经历，让老年人重建完整的自我。鼓励老年人将整个人生的经历尽可能详尽地倾诉出来，以达到内省的目的。生命回顾与怀旧不同的是，它是对整个人生的回顾，而不只是回顾生命中最重要的时刻和事件。因此，它更系统详细，也更能让老年人面对自己的人生境遇，体味人生的价值和意义。

（二）老年小组康乐活动

1. 老年小组康乐活动开展的基本原则

老年小组康乐活动是通过组织老年人参加各种小组康乐活动，提高老年人活动水平，建立老年人之间的互助网络，以帮助他们摆脱孤独、寂寞，从而使晚年生活更加充满乐趣。老年小组康乐活动的开展主要有以下几点基本原则：

（1）不要先行假设有些老年人爱参加小组活动，有些老年人不爱参加小组活动。事实上，绝大多数老年人都有被人关注、与人交往的愿望。

（2）老年工作者一定要有耐心、细致、周到的工作态度，要尽可能考虑到每个老年人的特殊需要。比如，如果一个老年工作者总是举着图片示意大家活动规则而不是传阅，必然挫伤视力不好老年人的自尊心，因为活动开始后很可能就其一人不懂规则，显得十分愚笨。

（3）小组组员的选择要恰当。一个腿脚不便者自然不愿参加一个需要用脚很多的活动。因此，小组组员的合适安排是使老年人能够继续参加活动并对小组活动感兴趣的重要因素。一般来说，宜把教育水平大致相当、身体活动能力无甚差别的老年人安排在一个小组。

（4）不强求原则。老年工作者虽然应尽可能调动所有老年人参加小组活动的积极性，但对个别不愿意参加活动的老年人则应尊重他们的选择。

2. 老年小组康乐活动开展的具体技巧

（1）老年工作者在小组活动之前，要做好充足的准备。工作者事先要有周密的考虑，包括语言的运用、游戏类型的选择、让大家互相熟悉的方式等都应有充分的考虑。活动要使组员感到轻松自然、愉快开心、活动有趣。

（2）所组织的活动或游戏一定要简单易学，使老年人一听一看就懂，要使游戏具有趣味性，切记不要太难，否则老年人会因做不到而有挫败感，感到自己无能。工作者应以缓慢、清晰、洪亮的语言讲解规则，要确保每个组员都明白规则。

（3）工作者不失时机地赞赏组员的能力。通过赞赏来增加参与者的自信心，特别是对那些完成某项任务困难者，当他们完成了任务，这时的赞赏对他们增加自信特别有效。但工作者需要注意，赞赏是真诚的鼓励，而不是夸大的言词或奉承。同时，对于那些在活动中违反规则或干扰活动正常开展的组员，工作者应加以引导、规范，以保证活动的顺利进行。

（4）工作者要关心每个参与者对活动的感受，发现一些组员对活动反应冷淡时，要适当调整活动程序，以避免冷场。

（5）在活动中，工作者应协助参与者表述对小组活动的感受，从中发现问题，总结经验，以使以后开展的活动更符合老年人的兴趣爱好。

（6）小组活动结束时，工作者应对小组活动进行评估。

四、老年人康乐活动的类型

老年人康乐活动根据不同的适合人群、开展时间和地点等分类标准大致分为以下几种：

（一）根据活动的适合人群划分

1. 高龄老年人康乐活动

这类活动一般针对75周岁以上、年老体迈的老年人，并主要以活动量较少的游戏、言语性的交谈、静养、文化创作等形式开展。

2. 中、高龄老年人康乐活动

这类活动一般针对65～75周岁、活动能力尚可、无肢体功能障碍的老年人。这类活动的活动量比高龄老年人康乐活动的活动量可稍大，活动范围也更广，除了进行高龄老年人康乐活动外，还可进行爬山、旅游等活动。

3. 低龄老年人康乐活动

这类活动主要是针对65周岁以下的老年人开展的活动，这类老年人体力、精力仍然很充沛，除一些需要强体力的活动外一般活动都可以参加。

4. 病患老年人康乐活动

以上三种活动是按年龄来划分的，但我们不排除由于老年人自身的生理特点而遭受一些疾病从而导致某些生理机能的丧失，比如脑血管疾病导致的半身偏瘫。针对这部分老年人，我们开展活动时可以结合老年人的身体状况，尽量通过活动维持其现存的生理机能，并恢复一些失去的功能，如上面提到的偏瘫患者，我们可以利用一个带线的足球，让老年人用手抓住线，然后用脚踢足球，并左右手交换，这样四肢的功能在活动中可以得以维持和恢复。

（二）根据老年人康乐活动功能划分

1. 学习型活动

该类型活动是指老年人有组织地学习和自习，如上老年大学和各类老年辅导班等。

2. 社会工作型活动

该类型活动是指参加社会性的义务劳动，如义务植树、义务执勤、打扫公共卫生；义务教育活动；政治活动；社会活动（如工会活动、学术团体活动等）。

3. 参与大众媒介型活动

该类型活动是指阅读书报杂志，看电视和电影，听广播等。

4. 社会交流型活动

该类型活动是指户内户外与人交往和交谈，与人闲聊。

5. 文艺体育型活动

该类型活动是指看文艺演出、参加体育健身活动、欣赏音乐会、游玩、跳舞和散步等。

6. 娱乐型活动

该类型活动是指下棋、打扑克等。

7. 创作型活动

该类型活动是指利用闲暇时间进行学科发明创造、理论创作、理论研究。

8. 消极休息型活动

该类型活动是指独坐静卧、闭目养神等。

（三）根据活动主体参与的积极程度以及其参与活动的能动性发挥程度划分

1. 积极被动型

该类型活动是指观看比赛、表演等。

2. 消极被动型

该类型活动是指喝酒、睡懒觉等。

3. 积极能动型

该类型活动是指参加比赛、表演，加入俱乐部，学习等。

4. 消极能动型

该类型活动是指赌博等。

（四）根据康乐活动开展的功能划分

1. 治疗型康乐活动

这类活动主要以小组活动形式出现，主要通过工作者组织一系列的活动，对参与者在认知和行为上存在的问题进行校正、治疗。

2. 发展型康乐活动

这类活动主要是参与者通过参加活动来习得一定的处理问题的能力，参与者自身获得成长，从而更好地适应周围的环境。

总之，不管老年人的康乐活动有多少种类，但只要按照以人为本的理念和遵循老年人康乐活动的一些基本原则开展工作，通过不断地摸索和经验总结，每个老年工作者都能使自己的工作符合老年人的需求，给他们送去欢乐和喜悦。

五、老年人活动范例

适合老年人活动的内容很多，我们在这里列举一部分，作为参考。

（一）糖尿病患者适宜的活动

（1）散步是最理想的运动项目之一，其他有慢跑、打太极拳、骑脚踏车等。
（2）腿部运动：爬楼梯、提脚跟、弯膝、甩腿、踮脚尖等。
（3）勃氏运动：身体平躺，腿部抬高15~45度，维持3分钟。

（二）预防冠心病的活动

1. 走路

首先，老年人要准备一双弹性良好的运动鞋与轻便吸汗的衣服，在空气清新的早晨出门，尽量选择在空旷无车的平坦路面进行，开始前先做5分钟的热身，拉拉筋，舒展肩膀与手脚，转转腰；走路时抬头挺胸，鼻子吸气，嘴巴吐气，调整呼吸与走路的频率。起步时由轻松的漫步开始，渐渐地加大步伐并加快速度，双手自然摆动，维持在流汗小喘的程度20～60分钟；欲结束时，放慢脚步并深呼吸，配合伸展身体直到呼吸心跳恢复通畅。倘若老年人没有下肢膝关节或背痛的问题，60岁以下或是60岁以上老年人经医师或治疗师评估其运动负荷量合适，则可以选择慢跑，慢跑的注意事项与前述相同，只是热身与缓和运动的时间需要更久一点。

2. 游泳

水中运动有许多好处，特别是在水中舒缓关节疼痛，放松压力，又是全身性的运动。即使有这么多吸引人的优点，我们仍要提醒老年人：

（1）下水前务必做足热身与全身拉筋。游泳时常常需要利用肩膀出力划水，特别是自由式与蝶式，热身不够与过量的运动常常会导致肩膀拉伤，颈部关节退化的老年人必须避免过度仰头换气的游泳方式，进行任何一种泳式时若发现有肌肉酸痛或不适的情况，应减少运动量或改变游泳的方式。

（2）避免在疲劳、过饱、过饿时游泳，以免发生危险。

（3）即使不会游泳，水中漫步也是不错的选择，但仍要注意不要过度疲劳。

3. 骑脚踏车

室外运动常常受到天气影响，固定式脚踏车就没有这个顾忌，只要是通风良好的地方，就可以进行运动。

建议：选择固定式脚踏车时，注意其稳定性，注意调节座椅至适当的高度；当骑行者踩到底时膝盖几乎伸直，前面把手的部分允许上半身稍微前倾。

4. 登山

登山对提升心肺耐力有很大的帮助，建议准备合适的登山鞋，以轻松可应付的速度前进，若身体不适或是有点喘就休息一下。但是，有脊椎或下肢关节肌肉问题的老年人则不适合登山。

这里只是列举数种有氧保健运动，不论老年人选择了哪种运动，都要遵守以下几项基本原则：

（1）一周至少运动三次。

（2）热身运动5～10分钟，达到身体轻微发热出汗的程度后，进行20～60分钟的主要运动，其间维持小小吃力但可以控制的程度，最后记得做5～10分钟的缓和运动。

（3）运动结束后15分钟内若心跳没有恢复到运动前的心跳，或出现心悸过喘的情况，则代表下次运动需减量了。

（三）益智类活动

1. 拼图比赛

准备的材料：

拼图积木、七巧板等。

活动方法：

(1) 看着图案拼图。

(2) 第一次看着图案拼，第二次不看图案重拼。

(3) 单张不看图案拼。

(4) 多张混合不看图案拼。

活动效果：

分色分类、记忆力训练、组织性训练、手指运动，由简至难，可让老年人体会自己的进步。

2. 积木游戏

准备的材料：

各种塑料、木质积木。

活动方法：

(1) 工作者搭好一个造型，让老年人照样子搭。

(2) 老年人自由创作。

活动效果：

运用双手进行抓、握、推、拉、旋转、敲等动作，可模仿或自由创作，培养专注感与耐心，并可从作品中获得成就感。

3. 美工、绘画

准备的材料：

颜料、剪刀、糨糊、彩纸、白纸、蜡笔或水彩笔和白纸等。

活动方法：

(1) 着色：由工作者先画好图形，分为彩色笔画与蜡画。

(2) 撕画：方式包括由工作者先撕好色纸；由老年人自行撕；使用剪刀。

(3) 贴画：把彩纸先撕碎，然后按照图案的色彩要求将不同颜色的彩纸贴上去。

(4) 插花：在工作者的协助下，按照插好的造型或让老年人自己创作，将纸花或塑料花插到泡沫塑料上或花瓶中。

(5) 绘画书法：让老年人临摹或自由创作。

活动效果：

依老年人手部控制功能不同采取不同的绘画方式，可加强手指及手部运用，加强对色彩的刺激，培养美感。作品的展示可培养老年人的欣赏能力。

4. 麻将的不同用法

准备的材料：

麻将桌、麻将、筹码等。

活动方法：

(1) 健康麻将：四人一组，以筹码多少论高低。

(2) 多米诺骨牌：将麻将用作多米诺骨牌，按照设计好的图案或老年人自己设计的图案，依次摆放麻将牌，最后以倒掉的麻将牌多少论高低。

活动效果：

头脑运动、手眼协调、手指抓握、头脑运转、休闲娱乐。

5. 棋类

准备的材料：

象棋、围棋、五子棋等及以上棋类相应的棋盘。

活动效果：

头脑运转、训练思考性、娱乐性、竞赛性。

6. 钓鱼游戏

准备的材料：

钓鱼竿、鱼饵、放鱼容器等。

活动方法：

(1) 到湖河中钓真鱼：组织老年人到有鱼的湖河边钓鱼，以钓到鱼的数量多少论高低。

(2) 钓纸鱼：工作者事先准备一些用带圈的硬纸板做的鱼，然后在限定的时间和限定的区域内钓起放在地上的纸鱼，以钓起的纸鱼多少论高低。

活动效果：

考验耐性、手眼协调性，具有娱乐性、竞赛性。

7. 其他益智类活动

如扑克牌、接龙、算二十四点等。

（四）闲情娱乐类活动

1. 文艺欣赏

活动方法：

组织老年人观看各类文艺演出，鼓励老年人参加票友会等文艺组织。

活动效果：

培养兴趣，陶冶情操。

2. 唱歌

准备的材料：

音乐资源、唱歌设备等。

活动方法：

(1) 工作者准备好所需设备，让老年人自我练习或演唱。

(2) 工作者准备好所需设备，由老年人或工作者当裁判，老年人之间进行唱歌比赛。

活动效果：

增强自我表现意识，相互鼓励，增强视觉和听觉刺激。

3. 音乐欣赏

准备的材料：

音乐资源、唱歌设备、耳机等。

活动方法：

让老年人静坐在音乐欣赏室内，由工作者或老年人自己选择喜欢的音乐进行欣赏。

活动效果：

培养兴趣、舒缓情绪、陶冶心灵、增强视觉和听觉刺激。

4. 烹饪比赛

准备的材料：

视老年人菜谱而定，工作者准备好所需材料、烹饪工具、烹饪场所。

活动方法：

老年人根据自己的菜谱烹饪参赛作品，由老年人自己或工作者担任裁判对各个作品进行评分，以分数高低论胜负。

活动效果：

加强自我照顾的信念，相互学习各类菜肴的烹饪技巧并进行交流。

（五）运动类活动

1. 三步投篮

准备的材料：

篮球、篮筐（1.5米高）等。

活动方法：

一组三人，第一位选手站在第二位选手背后（2米），计时开始后，第一位选手将球传于第二位选手，第二位选手在接球后立即将球投到篮筐内，球落地后，第三位选手将球捡起并站到指定点传于第一位选手，第一位选手将球传于第二位选手投篮。最后以规定时间内投进球数多少论高低。

活动效果：

增强体能，培养协作精神。

2. 掷镖

准备的材料：

飞镖若干支，镖盘一个。

活动方法：

镖盘置于离投镖处一定距离（视老年人身体状况而定）的墙上，每位选手掷十镖，最后以十镖累积环数定胜负。

活动效果：

锻炼手眼协调性、竞技性，对自己的能力增加信心。

3. 保龄球

准备的材料：

饮料瓶、球等。

活动方法：

以十个球（或视具体情况而定）的成绩论高低。

活动效果：

锻炼全身的协调性，增强体能。

4. 赶猪

准备的材料：

篮球一个，羽毛球拍一副。

活动方法：

数人为一组，每组人数相等，分别站于5米跑道的两端，发令后，第一个选手用羽毛球拍将"猪"（篮球）按直线推到跑道的另一端并将球拍交于另一位选手，另一位选手原路返回，重复第一位选手的动作，直到最后一位选手推完。如果中途球滚出跑道边沿，选手必须将球放回滚出点再继续比赛。最后以整组用时多少及成绩论高低。

活动效果：

增强体能，培养协作精神，训练全身协调性，增强生活趣味性。

5. 夹弹珠

准备的材料：

玻璃弹珠若干，容器两个（一大一小），筷子若干。

活动方法：

将玻璃弹珠放于一较大容器内，每位选手手中拿一个小容器和一双筷子，计时开始后选手将较大容器里的玻璃弹珠尽可能多地夹到自己的小容器内，以限定时间内夹入自己容器中的玻璃弹珠计成绩。数量多者胜出。

活动效果：

较适合没有自理能力但手部有一定活动能力的老年人，锻炼手眼协调能力，增加小脑的紧张性。

6. 套圈

准备的材料：

塑料或铁丝圈若干，玻璃杯若干。

活动方法：

每人站在离投放物1.5米外投十个圈，设法将杯子套中，每个杯子有对应分值，最后将套中的分值累加，以分值高低论胜负。

活动效果：

锻炼身体协调性，增加活动乐趣。

7. 其他运动类活动

（1）体操：可编排和选择适合老年人做的体操。

（2）桌球：让老年人以自由练习或互相比赛的形式开展活动。

（3）健身房健身：这类活动较适合体能较好的老年人，老年人运用各类健身器材来强身健体。

(六) 学习类活动

1. 阅读书报

准备的材料：

书、报纸、杂志等。

活动方法：

（1）由老年人自己阅读。

（2）专人读书报（较适合非自理老年人）：工作者或有阅读能力的老年人每天在固定时段阅读，并配合肢体动作表演。

活动效果：

加强老年人的现实感及时间性，长期执行能起到一定的成效，阅读者加上肢体动作，可使老年人较易了解新闻内容，吸引老年人注意力。

2. 健康讲座

准备的材料：

工作者要准备好讲座场所。

活动方法：

聘请专家根据实际情况，做一些主题适合老年人或其家属的讲座，如：高龄老年人健康讲座、口腔保健讲座、均衡饮食讲座、预防老年人跌倒的讲座等。

活动效果：

对老年人而言可增加保健知识，对家属而言可增加照顾认知及健康的知识。

3. 学计算机知识

准备的材料：

计算机及相关软件。

活动方法：

由相关人员在每周固定的时间教授老年人有关计算机使用的知识。

活动效果：

让老年人接触新事物，更多地与社会接触。

4. 生活知识竞赛

准备的材料：

生活知识题库及记分牌等。

活动方法：

由工作者主持或让老年人主持，通过必答、抢答、操作等形式让老年人回答一些基本的生活常识类问题，答对者加上相应的分数，最后分值高的获胜。

活动效果：

提高生活认知能力，进行生活基本技能训练、记忆力训练和口头表达能力训练。

（七）社会性活动

活动方法：

根据老年人情况，让老年人把所拥有的技能、知识再次奉献给社会，让他们发挥余热。

活动效果：

增强老年人的自信心，肯定自我价值，能够自我实现，并调节退休后的不良适应情绪。

（八）其他适合老年人的康乐活动

1. 各类节日活动

如春节、元宵节、端午节、中秋节、老年节等。

2. 生日庆祝

准备的材料：

生日蛋糕、生日庆祝音乐等。

活动方法：

组织老年人集体参加生日会，唱生日歌，有时可以进行一些小游戏，最后让参加生日庆祝活动的老年人分享生日蛋糕。

活动效果：

让老年人感受自己是重要的个体，大家都关心、注重其感受。

3. 小组分享

一般此类活动需要社会工作者等专业人员组织完成。

准备的材料：

视小组类型而定。

活动方法：

辅导员选择一主题，以游戏方式进行，分享与主题有关的经验，再由辅导员做摘要与回馈，如对往事的回顾、分享入住养老院的感受等。

活动效果：

借由经验分享，老年人可彼此相互回馈、支持，更进一步了解对方，也可做内在情绪的抒发。

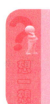

1. 什么是老年人康乐活动？
2. 老年人康乐活动对老年人有什么作用？
3. 老年小组康乐活动开展有什么基本原则和技巧？

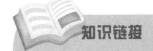

健康老龄化和积极老龄化

世界卫生组织（WHO）于1990年提出实现"健康老龄化"的目标。根据世界卫生组织1946年章程中关于健康的经典定义："健康是身体、心理和社会功能的完美状态"，可以认为"健康老龄化"应该是老年群体的健康长寿，老年群体达到身体、心理和社会功能的完美状态。随着我国人口老龄化进程的加快，目前老年人普遍重视自身的健康状况，逐渐认识到心理健康和参与社会的重要性，并开展丰富多彩的健身和娱乐活动，关心国家和社会发展，为实现健康老龄化而努力。

1999年是国际老人年。在这一年的世界卫生日，世界卫生组织提出了"积极老龄化"的口号。"积极老龄化"表达了比"健康老龄化"更为广泛的意思。"积极"一词不仅指身体活动能力或参加体力劳动，还指不断参与社会、经济、文化、精神和公民事务。"积极老龄化"是指在老年阶段为了提高生活质量，使健康、参与和保障的机会尽可能发挥最大效益的过程，适用于个体和人群。"积极老龄化"的目的在于使所有年龄组的人们，延长健康预期寿命和提高生活质量。世界卫生组织强调以生命全程观点看待老龄化，老年人不是一个均一的群体，而且随着年龄的增长，个体差异有加大趋势。越来越多的研究表明，一些慢性疾病（如糖尿病和心脏病）的初始危险，在童年早期甚至更早就开始了。因此，在生命各个阶段进行干预，创建支持性的优良环境和促进健康的选择是很重要的。

积极老龄化取决于围绕个人、家庭和国家的种种"决定"因素。在理解积极老龄化框架方面，文化和性别是外围的决定因素，它们影响积极老龄化的其他决定因素。文化价值和传统在很大程度上决定一个社会如何看待老年人和老龄化进程。女性的社会地位如何，将影响老年女性的生活质量。积极老龄化的其他决定因素包括：经济（收入、社会保护和工作）、卫生与社会服务（促进健康和预防疾病、医疗服务、照料和社区服务、精神卫生服务）、社会（和平、平等、社会支持和学习机会等）、个人（遗传背景和心理因素）、行为（健康生活方式、自我保健）、环境（良好、安全的环境）。

积极老龄化是一项推动社会进步的公益事业，也是我们每个人都可能实现的目标。因此，积极老龄化不仅要靠国家和社会的力量，还要靠我们每个人做出的积极响应。

任务二 老年人健身器材的选择和使用

案例导入

李爷爷，78岁，身体虚弱，入住某养老院。医生检查身体后，建议李爷爷多使用合适的健身器材来做一些运动，从而改善身体状况。由于老年人日常对于健身器材认识和接触不多，缺乏相关的知识和经验，不知道如何选择和使用健身器材。

思考： 作为李爷爷的护理人员，如何帮助李爷爷选择一款合适的健身器材，并帮助他学会使用？

在本案例中，李爷爷身体虚弱，医生建议其锻炼身体，使用合适的健身器材。正确使用健身器材，不仅可以增加肌力，提高老年人的平衡能力、协调性和敏捷性，而且可以帮助老年人调整身体状态，保持正常体重，防止骨质疏松。作为养老护理人员，应该熟悉一些常见健身器材的使用方法和需要注意的事项，帮助老年人选择合适的健身器材，并协助其正确使用。

一、选择健身器材

（一）健身器材的定义

健身器材是指用于提高身体素质、改善身体机能，进行形体运动锻炼、体育基础训练和一般康复锻炼的专用器材。

（二）健身器材的分类

健身器材种类繁多，从性能上可分为有氧健身器材和无氧健身器材。有氧健身器材主要有跑步机、健身车、椭圆机、动感单车、划船器、踏步机、台阶机等；无氧健身器材主要有哑铃、杠铃等。

根据老年人使用健身器材的特点和场所不同，我们将健身器材主要分为社区用健身器材和医疗机构用健身器材。

（三）社区里常见的健身器材

1. 扭腰器

扭腰器如图 3-1 所示。

功能：能够增强腰腹部力量，活动背部的肌肉、关节和韧带，让腰部、背部肌肉放松。

禁忌：旋转幅度不要超过 180 度。

正确使用方法：

（1）锻炼时，站在扭腰器上，双脚与肩同宽，双手握住扶手，上体略向前保持平衡。收缩腰腹部肌肉，通过双手固定上身产生的对抗力，使下肢左右转动。上身在转腰时应始终保持直立，小腹部则要尽可能绷紧。

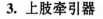

图 3-1　扭腰器

（2）中老年人在使用扭腰器时，要注意控制扭腰的幅度，速度要慢，动作要轻柔，否则有扭伤腰肌的风险，幅度不要超过 180 度，以 3~4 秒完成一次为宜。

扭腰器适合肥胖、腰腹部脂肪堆积较多、腹部肌肉力量不足、慢性腰肌劳损的人使用；儿童与高龄老年人，活动性肝病、肾病及急性腰肌损伤患者不宜使用。严重脊柱畸形者则严禁使用此器械。

2. 漫步机

漫步机如图 3-2 所示。

功能：主要用于锻炼腿、腰、腹部肌肉及心肺功能。

禁忌：摇摆幅度切勿过大。

正确使用方法：

（1）检查器械。如果发现器械的底座固定不牢，螺丝发生松动等，就不能继续使用此器械。

（2）双手握好扶手，两脚分踏于左右踏板上。

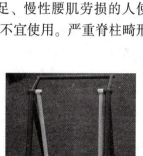

图 3-2　漫步机

（3）两脚前后交替自然摆动，进行漫步动作。

（4）采用"慢—小—快—大—慢"的循环方式。即运动开始时幅度要小且速度要慢，之后幅度加大并慢慢提高速度，最后再慢下来。

很多中老年人喜欢双腿一起摇，这是很危险的，容易重心不稳，一旦失手摔下，首先受伤的就是后脑。老年人在操作漫步机时，最适宜的摇摆幅度为 45 度左右，最佳频率为每次 3~4 秒。

3. 上肢牵引器

上肢牵引器如图 3-3 所示。

正确使用方法：

（1）站在牵引器的正下方，两臂向上伸直，两手分别抓握牵引器上的手柄，向下做牵引动作，利用滑轮改变力的方向，感觉到双臂十分紧张但没有疼痛感的时候，停止 2~3 秒，然后返回继续。一般每周练习 3 次，每次练习 2~3 组，每组 6~10 次。此方法主要

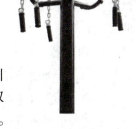

图 3-3　上肢牵引器

是针对患有肩周炎的老年人。

（2）站在牵引器的正下方，两臂向上伸直，两手分别抓握牵引器上的手柄，两臂互为阻力、互相对抗，垂直上下交替拉动。一般每周练习3~5次，每次练习2~3组，每组12~20次。此方法主要是针对普通健康的老年人。

功能：主要锻炼上肢和肩背部肌肉，缓解肩周炎和腰椎间盘突出。

禁忌：上肢力量不足者不能使用此器材。

上肢牵引器的缓慢牵拉动作能让肩周肌肉得到放松，对于中老年人的肩周炎很有帮助，还可以起到预防腰椎间盘突出的作用。但建议手力不足的老年人不要进行这项运动。可以把能否做引体向上作为标准，如果连一个引体向上都无法完成，那么不能做此项运动。

4. 蹬腿器

蹬腿器如图3-4所示。

蹬腿器的正确使用方法：坐在座板上，双脚弯曲，脚踏踏板，双手放在膝盖上，然后用力蹬双脚至极限位置。练习时，需要背部紧靠座椅靠背，过程要缓慢，将腿伸到微微弯曲的位置即可，不必完全伸直；还原时也要慢，尽量不让推蹬部位与座椅有接触。这样可以让腿部肌肉始终保持紧张状态，既能加强锻炼效果，又对关节有保护作用。老年人在使用三位蹬腿器时，一定要用双手扶好支撑杆，确保安全性。

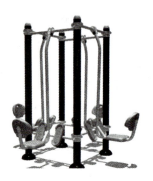

图3-4 蹬腿器

功能：主要用于锻炼腰部和下肢的力量。

禁忌：有关节疾病者不宜使用蹬腿器。

有的老年人平时有膝关节痛、上下楼时腿脚无力等症状，认为用蹬腿器锻炼一下就可以增强腿部力量。然而有以上症状的老年人也可能患有髌骨软化症，本来髋关节的负重功能就不好，再用运动强度较大的蹬腿器，很容易损伤伸膝肌群，反而加重原有症状。

5. 健骑机

功能：增强心肺功能，提高上肢、腰部、腹部、背部肌肉力量和四肢协调能力，对四肢及腰背酸痛有康复作用。

禁忌：腰椎间盘突出者不能使用健骑机。

这项运动很适合那些经常伏案、颈肌和腰肌都有劳损的老年人，但如果病情已经发展到腰椎间盘突出的阶段，则千万不要使用这类器械，因为脊柱绝对经不起健骑机这一拉一扯的"折腾"。

6. 划船器

功能：主要锻炼手臂力量、背阔肌和动作协调能力，缓解腰背酸痛。

禁忌：动作间不要出现停顿。

划船器能让脊背在体前屈和体后伸的过程中最大范围活动，同时有效增强脊柱各个关节的弹性和韧性，缓解腰背酸痛。但在练习时要注意动作的连贯性，每个蹬伸动作间不要出现停顿，并且动作一定要到位，否则相关的肌肉无法得到锻炼。

（四）老年人如何选择健身器材

小区里的每种健身器材都有其锻炼的针对性，使用恰当可增加肌肉的力量和柔韧性，增强平衡能力，提高心肺功能。

但是，每种健身器材对一些特定人群都是有"禁区"的，使用时要注意绕开这些"危险地带"，选择适合自己的项目。单杠和双杠、吊环之类的健身器材就不适合老年人使用，这些器材需要耗费大量的体力，老年人一定要结合自己的实际情况科学选择健身器材，以免发生脱臼和骨折。

一些居民小区和公园里都有免费的健身器材，虽然用意挺好，但是不太适合一些体弱的老年人。因为某些器材对运动要求还是比较大的，但有些老年人喜欢"逞能"，挑战自己不合适的健身器材，这极易造成筋骨扭伤，健身不可盲目。

适合中老年人的健身器材有跑步机、手掌健身球以及小哑铃等，另外，锻炼的时候一定要量力而行，不可强迫自己的身体意愿。

（五）适合老年人锻炼的健身器材

1. 漫步机：切忌摆动幅度过大

太空漫步机是最受欢迎的健身器材。因为很多人认为它容易操作、不怎么费力、甩来甩去很过瘾。但是，它很容易拉伤腰肌。因此，老年人在使用漫步机时，摆腿的幅度最好为45度左右，频率最好为每次3~4秒。

2. 髌骨软化症人群：不要使用蹬力器

这种器械主要是用来锻炼下肢和腰部力量的，但对那些本来就患有髌骨软化症的老年人来说，不宜进行这项运动。因其易使伸膝肌群受损，从而加重原有的症状。

3. 患腰椎间盘突出：别碰健骑机

其实这项运动很适合那些经常伏案、颈肌和腰肌都有劳损的人。但如果病情已发展到腰椎间盘突出的阶段，则千万不要使用这类器械，因为脊柱绝对经不起健骑机一拉一扯的"折腾"。

4. 要玩牵引器：先试引体向上

上肢牵引器的作用类似于到医院接受牵引治疗，使用牵引器锻炼对拉伸肌肉、预防腰椎间盘突出是有好处的。但手力不够的老年人最好不要进行这项运动。

5. 扭腰器旋转：幅度不要超180度

要注意控制扭动的幅度，速度要慢，动作要轻柔，否则同样有拉伤腰肌的危险。医生建议扭动的幅度不要超过180度，频率控制在3~4秒完成一次为宜。

（六）老年人锻炼的禁忌

1. 忌激烈竞赛

老年人不管参加哪些项目运动，都应注意重在参与和健身，不能争强好胜，与别人争高低。激烈竞赛不仅会使老年人的体力承受不住，还会因碰撞、摔倒而发生意外。

2. 忌负重憋气

老年人多有肺气肿，用力憋气，会因肺泡破裂而发生气胸。憋气还会加重心脏负担，引起胸闷、心悸。憋气时胸腔压力增高，导致脑供血减少，发生头晕目眩，甚至昏厥。憋气完毕，回心血量会骤然增加，血压也随之升高，容易发生脑血管意外。因此老年人不宜参加举重、拔河、硬气功、引体向上、爬绳等需要憋气的运动项目。

3. 忌急于求成

老年人对体力负荷适应能力差，因而在运动时有较长时间适应阶段，一定要循序渐进，切忌操之过急。

4. 忌头部位置过分变换

老年人不宜做低头弯腰、低头后侧、左右侧弯，更不要做头向下的倒置动作。原因是这些动作会使血液流向头部，而当恢复正常体位时，血液又会快速流回躯干和下肢，大脑容易发生缺血，两眼发黑，站立不稳，甚至摔倒、昏厥。

5. 忌晃摆旋转

老年人协调性差，平衡能力弱，腿力发软，步履缓慢，肢体移动迟钝，溜冰、荡秋千及各种旋转动作均忌讳，否则易发生危险。

6. 忌快速度的运动锻炼

老年人心肌收缩力减弱，血管弹性下降，管腔狭窄，血液阻力增大，导致心脏负担加大。由于呼吸系统功能的减弱，肺活量和通气量也会减少，进而引起供氧不足。对于高血压老年人，快速运动会促使脉搏加快、血压升高，容易出现心脑血管疾病。

（七）老年人锻炼的原则

老年人作为一个身体抵抗力相对脆弱的群体，在日常生活中也需要加强保健，进行一些体育锻炼。但在锻炼过程中需要注意以下几点：

（1）要遵守循序渐进的原则。体育锻炼前必须严格进行体格检查、做运动负荷试验，开始锻炼时运动量要小，然后逐渐加大，直至达到有效强度、有效时间。

（2）选择适宜老年人的体育活动内容。老年人不宜选择速度性和力量性运动项目，可选择散步、慢跑、太极拳、气功、保健操、游泳等项目。

（3）运动过程中要加强医疗监督，防止过度疲劳或意外损伤。如慢跑速度不能太快，一是可以避免造成踝关节扭伤，二是可以防止因缺氧诱发的心绞痛。可以跑、走交替，跑步时呼吸要自然，动作要缓慢有节奏，避免做憋气或过分用力的动作。运动之后若心胸舒畅、精神愉快、轻度疲劳、食欲及睡眠较好、脉搏稳定、血压正常，则说明运动量适宜，身体状况良好，可继续运动。如果运动后出现头痛、胸闷、心跳不适、食欲不振、睡眠不佳、明显的疲劳感和厌练现象，则说明运动量过大，应及时调整或暂时停止一段时间。老年人锻炼时可以利用运动后即刻脉搏和恢复时间来控制运动量。可用"即刻脉搏标准＝170－年龄"这一公式，一般不宜超过110次/分，并能于运动后10分钟之内恢复到运动前的脉搏水平。

（4）老年人在体育锻炼期间要保持正常的生活规律，注意营养合理，多食易消化、高蛋白、高维生素的食物。

二、指导老年人使用健身器材

（一）使用健身器材的作用

（1）老年人随着年龄的增长，会出现肌肉的退行性变化，主要表现为：肌肉的弹性、肌力、耐力、控制力等出现老化，从而导致运动减少，而运动减少又会导致肌肉老化，从而形成恶性循环。正确地使用健身器材不仅可以增加肌力，提高老年人的平衡能力、协调性和敏感性，还可以帮助老年人调节整体身体状况，保持正常体重，防止骨质疏松等疾病的发生。

（2）对于患有关节炎，腕、手关节功能受限，中风后偏瘫的老年人可选用专业的康复器材进行针对性的功能训练，使老年人最大限度地恢复身体功能，预防残疾的发生。

（二）健身器材的使用对象

其使用对象为身体健康且有意愿使用健身器材进行锻炼的老年人；因机体老化或某些疾病导致肢体功能残缺，需要使用健身器材进行针对性康复训练的老年人。

（三）使用健身器材的注意事项

（1）有严重高血压、冠心病、肺心病、哮喘及眩晕病等疾病的老年人应禁用或慎用健身器材，以防不测；

（2）使用健身器材时应注意安全。使用前应注意检查器材是否完好，如有损坏，请立即与管理人员联系；

（3）老年人或体弱者不宜单独使用健身器材，应有家人陪护或他人在场，以防发生意外；

（4）使用健身器材应按规定操作，不得随意移动器材，用后应将器材放回，如有不懂之处应与管理人员联系；

（5）使用健身器材应根据个人体力情况掌握时间和速度。使用中如出现心慌、头晕、气喘、恶心欲吐等症状应立即停止，就地休息，必要时应立即就医。

（四）服务步骤

1. 沟通交流

在进行操作前，需与老年人进行沟通交流，全面了解老年人的身体状况、疾病程度等情况，了解老年人以往使用健身器材的情况、活动能力、活动时间等信息。告知老年人即将进行的操作是什么，使用健身器材的意义和方法，取得老年人的配合，并向老年人讲解健身器材的作用和注意事项。

2. 带领老年人进行热身运动

带领老年人做热身活动，如伸展、弯腰、下蹲等。热身运动以 10～15 分钟为宜。在进行热身运动时要随时注意老年人有无异常情况出现。

3. 带领老年人进行示范辅助运动

（1）护理人员分步骤为老年人示范器材的使用方法，对所选择器材的注意事项需要反复强调。

（2）护理人员协助老年人使用健身器材进行锻炼。锻炼过程中要注意保护老年人安全，随时观察老年人的活动状况，发现异常情况应该立即停止活动。

（3）协助老年人完成 10 分钟的整理活动。

4. 向老年人反馈运动后的感受

（1）活动结束后，护理人员应与老年人交流健身器材的使用感受，观察老年人的食欲、睡眠等是否得到改善。

（2）根据情况安排下一次健身活动。

（五）衡量老年人健身运动量及运动强度的方法

（1）对于肌肉力量的训练，老年人适宜的运动量应该是每次训练完所引起的肌肉酸痛在 24 小时内基本消失，增加关节柔韧性的训练应该是做到数小时内韧带的不适感基本消失。

（2）对于有氧运动的训练，最简单的计算方法是用年龄来预计必须达到的心率。

（3）老年人适宜的运动量也可以用心率恢复到运动前水平的时间来评估。例如，在运动结束后 3 分钟内心率恢复表明运动量较小，在 3～5 分钟恢复表明运动量适中，在 10 分钟以上才恢复表明运动量较大。

（4）运动量的大小还可以用老年人自身的主观感受来衡量。

注意事项：老年人不宜单独使用健身器材，应有家人陪护或他人在场。在运动过程中，如果老年人感到心胸不憋喘，或者虽然有轻度疲劳，但是无憋喘、心跳加速等现象出现；在运动结束后，食欲增加，睡眠良好，血压和体重等无明显变化，这些都是运动后身体的良好表现，说明运动量是适中的。如果不是，则说明运动量和老年人身体状况不匹配，需重新调整。

1. 为什么要选择合适的健身器材？选择健身器材应考虑哪些方面？
2. 在指导老年人使用健身器材时有哪些注意事项？

任务三 老年人健身康复操

陈奶奶，70岁，患有高血压、糖尿病多年，但按时服用药物，日常血压和血糖都控制在正常范围内。陈奶奶身体状况良好，活动自如，每天喜欢散步1个小时，也想通过其他方式锻炼身体。

思考：作为护理人员，怎样为她选择合适的健身康复操，并帮助她在安全的情况下学习健身康复操？

一、健身康复操的定义及作用

（一）健身康复操的定义

健身康复操是以老年人健身或康复为目的的肢体运动。

（二）健身康复操的作用

（1）健身康复操可让老年人感到精神愉悦、缓解压力、心情舒畅，有很好的娱乐身心的功效，可增强老年人体质，提高神经系统的协调性和灵活性，从而提高机体免疫力。

（2）通过完成针对性的健身康复操，可以提高老年人心、肺等功能，增强身体的柔韧性和灵活性。

二、常见的健身康复操及其操作方法

1. 健肺操

老年人的生理功能减弱、活动减少、肺功能下降，经常进行胸廓牵拉、挤压，可以促进气体交换，有效增加老年人的肺活量。

下面介绍一套简便有效的呼吸健肺操。它既可提高正常人的肺功能，还能促进支气管炎、肺气肿等慢性肺部疾病的康复。其方法要领如图3-5所示。

（1）伸展胸廓：站立且双臂下垂，两脚间距同肩宽，吸气，双手经体侧缓慢向上方伸展，尽量扩展胸廓。同时抬头挺胸，呼气时还原。

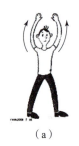 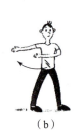 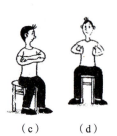 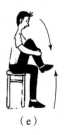 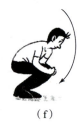

　　（a）　　　　　（b）　　　　　（c）　　　　（d）　　　　（e）　　　　　（f）

图3-5　健肺操方法要领

(a) 伸展胸廓；(b) 转体压胸；(c) 交叉抱胸；(d) 双手挤压胸；(e) 抱单膝挤压胸；(f) 抱双膝挤压胸

　　（2）转体压胸：站姿同上，吸气，上身缓慢地向右后方转动，右臂随之侧平举并向右后方伸展，然后左手平放于左侧胸前向右推动胸部，同时呼气。向左侧转动时，动作相同，方向相反。

　　（3）交叉抱胸：坐位，两脚自然踏地，深吸气然后缓缓呼气，同时双臂交叉抱于胸前，上身稍前倾，呼气时还原。

　　（4）双手挤压胸：体位同上。双手放于胸部两侧，深吸气，然后缓缓呼气，同时双手挤压胸部，上身前倾，呼气时还原。

　　（5）抱单膝挤压胸：体位同上，双手放于胸部两侧，深吸气，然后缓缓呼气，同时抬起一侧下肢，双手抱住小腿，并向胸部挤压，吸气时还原。两侧交替进行。

　　（6）抱双膝挤压胸：直立，两脚并拢，深吸气。然后缓缓呼气，同时屈膝下蹲，双手抱膝，大腿尽量挤压腹部及胸廓，以协助排除肺内存留的气体，吸气时还原。

　　注意事项：

　　（1）以上健肺操可以依次做完，每次重复5～8次；年老体弱者，也可选其中两三种同做，每次重复10～15次，每天做2～3遍。

　　（2）做操时以腹式呼吸为主，要求吸气深长，尽量多吸，呼气缓慢，尽量呼尽。在做完内每个动作时，应保持姿势数秒钟，然后再做下一个动作。

　　（3）动作幅度要适中。

2. 中风康复操

　　中风老年人在康复期可进行中风康复操的训练，以恢复四肢功能，具体操作如下：

　　（1）坐在椅子上，双足分开，与肩同宽，双手握拳，放在大腿上。头部慢慢向左、向右侧弯各5～10次，然后头部向上、向下转动各5～10次。

　　（2）双手握拳，向前平伸，上半身慢慢向前倾斜，双拳尽可能接触地面。然后上半身复原，双拳上举，上半身向后仰，操作5～10次。然后上半身向右转动，再向左转动，操作5～10次。

　　（3）双手和背部向前伸展，上半身稍微向前转动，再向左转动，准备站起，然后复原，操作5～10次；

　　（4）臀部离开椅子，站起，但双腿仍保持弯曲的姿势，操作5～10次；

　　（5）平卧，双手交叉放在腹上，双腿弯曲，慢慢抬高臀部，复原，操作5～10次。

3. 颈椎病康复运动操

长时间埋头学习、工作，包括使用计算机、开车，容易使颈椎长期处于屈曲位或某些特定体位，造成颈椎间盘内的压力增大，颈部肌肉处于非协调受力状态，颈后部肌肉和韧带易受牵拉劳损，椎体前缘相互磨损、增生。当然，患颈椎病最多的还是中老年人。假如把脊柱比作起重塔吊架，其周围的韧带和肌肉就像固定的三根钢索，当钢索松弛时，塔吊架就会晃动，起重的动作就会受到影响。中年以后日益增多的颈椎病就是肌肉和韧带松弛后脊柱呈现不稳定状态的一种表现，患者常常感到头、颈、肩、臂等部位疼痛及麻木，累及椎动脉及交感神经时则可出现头晕、心慌、心跳等相应症状。

运动疗法在颈椎病治疗中的应用，越来越受到医学界以及广大患者的关注。运动疗法是现代康复医学的重要内容之一，对于促进颈椎病的康复和防止复发具有不可替代的作用。颈部保健操对防治颈椎病有着重要作用，它能改善颈椎椎间关节的功能，增强肌肉、韧带、关节囊等组织的紧张力，加强颈椎的稳定性，改善颈椎的血液循环，还能矫正不良的身体姿势。运动疗法适合颈椎病患者在家进行自我保健治疗，具有简单、易学、经济、有效等特点。

患有颈椎疾病的老年人，颈部活动减少，长时间保持同一姿势会使颈部淤血水肿，循环不畅，造成颈椎麻木、紧张、酸痛。该操正适合此类老年人。

（1）颈椎运动疗法的作用。

①通过颈部各方向的放松性运动，促进颈椎区域血液循环，消除淤血水肿，同时牵伸颈部韧带，放松痉挛肌肉，从而减轻症状。

②增强颈部肌肉对疲劳的耐受能力，改善颈椎的稳定性，从而巩固治疗效果，防止病情复发。

（2）颈椎运动疗法的适应证和禁忌证。

①颈椎病急性期过后，症状基本呈慢性稳定状态时，方可采用运动疗法。

②如果有较明显的脊髓受压症状，则禁止进行运动。

③椎动脉型颈椎病患者在进行颈部旋转运动时，宜轻柔缓慢，动作幅度不宜过大，并要适当控制运动的节奏和强度。

（3）具体操作。

①准备姿势：两脚分开与肩同宽，两臂自然下垂，全身放松，两眼平视，均匀呼吸，站坐均可；

②双掌擦颈：十指交叉贴于后颈部，左右来回摩擦100次；

③左顾右盼：头先由左后向右转动，幅度宜大，以自觉酸胀为好，每组30次；

④前后点头：头先前再后，前俯时颈项尽量前伸拉长，每组30次；

⑤旋肩舒颈：双手置两侧肩部，掌心向下，两臂先由后向前旋转20~30次，再由前向后旋转20~30次；

⑥头用力左旋并尽力后仰，眼看左上方5秒钟，复原后，再旋向右，看右上方5秒钟；

⑦双手上举过头，掌心向上，仰视手背5秒钟；

⑧手收回胸前，右手在外，劳宫穴相叠，虚按膻中穴，眼看前方5秒钟，收操。

4. 膝关节炎康复操

膝关节骨关节炎是临床常见的慢性骨关节退行性疾病，多在上下楼梯、下蹲起立时出现疼痛，休息后疼痛能缓解，但严重者会出现关节僵硬及畸形。而注意进行科学合理的锻炼，能在一定程度上治疗膝骨关节炎。其具体操作如下：

（1）股四头肌力量训练：仰卧位，将膝关节伸直，绷紧大腿前面的肌肉做股四头肌静力性收缩。每次收缩尽量用力并坚持较长时间，重复数次以大腿肌肉感觉有酸胀为宜。

（2）直抬腿练习：仰卧位，伸直下肢并抬离床约30度，坚持10秒钟后缓慢放下，休息片刻再重复训练，每10～20次为1组，训练至肌肉有酸胀感为止。另外，可在踝部绑缚适量的沙袋进行练习，并随力量增强逐渐增加沙袋的重量。

（3）靠墙半蹲练习：靠墙站立，膝、髋关节弯曲不小于90度，做半蹲状，坚持10秒钟后站起，休息片刻再下蹲，每10～20次为1组。

（4）不负重下肢关节主动屈伸：仰卧位，一侧下肢伸直，另一侧下肢屈膝屈髋使大腿尽量靠近胸部，然后交替练习另一侧下肢。

注意事项：在关节出现明显的疼痛肿胀时，应以休息为主，避免上下楼梯、跑步等使膝关节负重的运动，行走时应使用拐杖以减轻关节负担。只有在关节疼痛肿胀有明显改善时，才适宜做上述锻炼，且最好在康复医生定期的指导下进行锻炼。

三、学习健身操的要求

老年人器官功能较弱，并患有某些疾病，对健身康复操的动作和运动负荷的适应能力差，进行健身康复操锻炼时要运用科学的方法。

1. 动作幅度适中

老年人健身康复操应多做站立姿势且缓慢移动的四肢协调配合动作，动作幅度不宜过大，特别是肩、腰、髋三大关节扭动、转动时，尽量不做剧烈跳跃、大幅度的屈体动作和过分突然的低头动作。

2. 锻炼时间有规律，持之以恒

一般老年人做健身操的时间以安排在早晨为宜，早晨空气新鲜，空气中的负离子对人体健康十分有益，可以使人精神愉快，对人体紧张的生理和心理起到积极的调整作用。

3. 活动量适宜

合理安排每次健身操的康复锻炼时间，避免运动过量。

四、带领老年人进行健身康复操锻炼的要求与步骤

（一）护理人员在带领老年人进行健身康复操锻炼时的注意事项

（1）要采取积极的态度。对需要进行康复操锻炼的老年人要耐心地说服和介绍，特别

是对长期未进行锻炼的老年人来说，要更加热情地说服其接受锻炼。

（2）对老年人锻炼要有耐心。老年人对于健身康复操的锻炼往往没有耐性，缺乏意志力和合作性，加之随着年龄的增长，其生活多有不便，往往不能按时、按规定完成锻炼。因此，对需要锻炼的老年人要有耐心，尊重老年人的要求和意见，争取老年人的合作。

（3）注意安全保护，避免意外情况的出现。

（二）操作步骤

1. 准备工作

（1）环境准备。环境整洁，地面无积水，活动场地宽敞，无障碍物存在。

（2）护理人员准备。全面评估老年人的身体状况，掌握其所患疾病等情况。评估内容主要包括三个方面：①什么样的症状可以通过健身康复操的锻炼得到改善或治愈；②可以预防什么样的并发症；③影响锻炼恢复身体机能的不利因素有哪些。另外，护理人员要洗手、穿戴整洁，穿宽松的衣裤，且自身熟悉掌握健身康复操。

（3）物品准备。准备毛巾、椅子。准备适合老年人锻炼的器材等。

（4）沟通。进行操作前，需与老年人进行沟通交流，取得老年人的配合。告知老年人将进行的操作是什么，以及具体步骤和方法。

（5）热身运动。带领老年人一起做准备活动，热身时间为10～15分钟。

2. 带领老年人进行健身康复操锻炼

（1）护理人员应以温柔的语气、缓慢的语速告知老年人锻炼的每个动作步骤。

（2）护理人员把每个动作步骤分解，教给老年人如何锻炼。

（3）每个动作反复示范，直至老年人学会为止。

（4）在指导过程中，多采用通俗的语言和丰富的表情，得到老年人相应的反馈后再进行下一步。

（5）观察记录。在活动过程中，注意观察老年人的反应，如出现不适应立刻停止。在老年人学习时多给予鼓励和正面反馈，及时询问老年人的感受。最后要及时记录训练时间、老年人的异常情况等。

注意事项： 有肢体活动障碍的老年人在活动时要充分考虑患侧肢体在运动时的困难。一侧肢体活动障碍会涉及运动时平衡能力和肌力的下降，因此，在进行健身康复操锻炼时，老年人躯干可保持前倾位，双下肢负重，双足在同一水平线或健侧稍前、患侧较后，护理人员在患侧膝部、髋部可给予支持。在运动时，由于患侧活动时健侧下肢负重加大，护理人员可用足部将老年人患足抵住，从而使其保持平衡。

1. 为什么要帮助老年人做健身康复操？
2. 做健身康复操运动时常见的异常情况有哪些？
3. 护理人员在老年人进行健身康复操锻炼时需注意哪些事项？

项目四 失智老年人的康复护理

随着社会人口的老龄化，失智症的发病率有逐年增高的趋势，目前已位居老年人病死原因的第四位。我国部分地区资料显示，目前失智症的患病率为0.38%~2.25%，较常见的有阿尔茨海默病和血管性痴呆。阿尔茨海默病是一种慢性渐进性退化痴呆，以缓慢进展的智力减退为特征，最终导致无力进行日常生活和人格的持续变化。

【知识目标】

◇ 了解失智症的临床表现；
◇ 了解失智症常用的筛查方法及预防方法；
◇ 了解提高失智老年人日常生活活动能力的训练方法；
◇ 了解提高失智老年人社会适应能力的训练方法；
◇ 掌握失智症记忆力、注意力、计算力、思维逻辑能力等的训练内容。

【能力目标】

◇ 会使用失智症的筛查量表；
◇ 会对失智老年人进行记忆力、注意力、计算力、思维逻辑能力等康复护理；
◇ 会帮助失智老年人完成提高日常生活活动能力的训练；
◇ 会帮助失智老年人完成提高社会适应能力的训练。

【素质目标】

◇ 能以尊老敬老、以人为本的理念为老年人提供服务；
◇ 能以严谨认真、爱岗敬业的态度为老年人提供服务；
◇ 应细心，具有爱心、耐心，与老年人沟通时语气要温柔，语速缓慢。

项目四　失智老年人的康复护理

【思维导图】

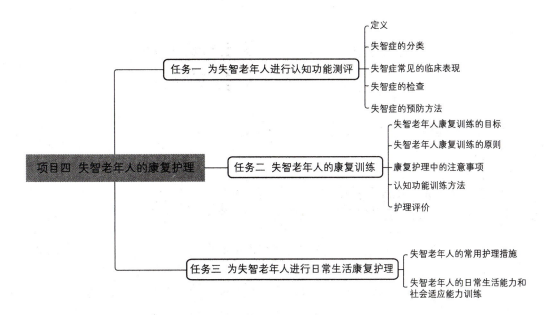

任务一　为失智老年人进行认知功能测评

案例导入

李奶奶，72岁，以前从事会计工作，近期入住某养老院。其家人反映1年多前发现其认知功能下降，表现为记忆力下降，刚发生的事情就忘记了，遇到稍微复杂点的事情就不能完成，比较容易被激怒。基本的日常生活还可以自理。

思考：怎样为李奶奶进行简易的认知功能测评？

一、定义

认知功能受损通常是失智症最先出现的症状，失智症发病率越来越高，严重影响老年人的生活质量。老年人的认知及日常生活能力受到损坏，给家庭及护理人员带来了较大的挑战。及时发现失智症，加强对老年人的护理是养老机构应重视的问题。对失智老年人进行认知功能康复可在一定程度上延缓病情发展，提高老年人的生活质量。

基本概念：失智症是一种因脑部伤害或疾病导致的渐进性认知功能退化，且此退化的幅度远高于正常老化的进展，特别会影响记忆力、注意力、语言、解题能力。严重时会无法分辨人、事、时、地、物。失智症分为可逆或不可逆，视疾病成因而异。只有不到10%的失智症是可逆的。

二、失智症的分类

根据病因不同可以分为四种类型。
(1) 阿尔茨海默病（AD，简称失智症）；
(2) 血管性痴呆（VD，多发梗死性痴呆）；
(3) 混合性痴呆（MP）；
(4) 其他类型痴呆（外伤，颅内血肿）。

阿尔茨海默病是一组病因未明的原发性退行性脑变性疾病。阿尔茨海默病起病可在老年前期（早老性痴呆），但老年期阿尔茨海默病发病率更高。

三、失智症常见的临床表现

失智者起病缓慢或隐匿，患者及家人常说不清何时起病，多见于70岁以上（男性平均73岁，女性平均75岁）老年人，少数患者在躯体疾病、骨折或精神受到刺激后症状迅速明朗化。女性较男性多（女：男为3∶1）。主要表现为认知功能下降、精神症状和行为障碍、日常生活能力逐渐下降。根据认知能力和身体机能的恶化程度分为三个阶段。

（一）第一阶段（1~3年）

此阶段为轻度痴呆期。表现为记忆减退，对近事遗忘突出；判断能力下降，患者不能对事件进行分析、思考、判断，难以处理复杂的问题；工作或家务劳动漫不经心，不能独立购物、处理经济事务等，社交困难；尽管仍能做些已熟悉的日常工作，但对新的事物表现出茫然难解，情感淡漠，偶尔激惹，常有多疑；出现时间定向障碍，对所处的场所和人物能做出定向，但对所处地理位置定向困难，复杂结构的视空间能力差；言语词汇少，命名困难。

（二）第二阶段（2~10年）

此阶段为中度痴呆期。表现为远近记忆严重受损，简单结构的视空间能力下降，时间、地点定向障碍；在处理问题、辨别事物的相似点和差异点方面严重受损；不能独立进行室外活动，在穿衣、个人卫生以及保持个人仪表方面需要帮助；不能计算；出现各种神经症状，可见失语、失用和失认；情感由淡漠变为急躁不安，常走动不停，可见尿失禁。

（三）第三阶段（8~12年）

此阶段为重度痴呆期。患者已经完全依赖照护者，记忆力严重丧失，仅存片段的记忆；日常生活不能自理，大小便失禁，呈现缄默、肢体僵直，查体可见锥体束征阳性，有强握、摸索和吸吮等原始反射。最终昏迷，一般死于感染等并发症。

失智老年人的心理—社会状况如下：

（1）心理方面。

失智老年人大多数时间被限制在家里，常感到孤独、寂寞、羞愧、抑郁，甚至有自杀行为。

（2）社会方面。

失智老年人患病时间长、自理缺陷、人格障碍，需家人付出大量时间和精力进行照顾，常给家庭带来很大的烦恼，也给社会增添了负担，尤其当付出与效果不成正比时，有些家属会失去信心，甚至冷落、嫌弃老年人。

四、失智症的检查

失智症筛查量表又称为神经心理学量表，常用的有简易智力状态检查量表（MMSE）、画钟测验（CDT）、临床痴呆评定量表（CDR）等。

MMSE是最具影响力、最普及且最常用的认知筛查量表。其敏感性好，易操作。在临床上多用于65岁以上疑有认知缺损老年人的智力状态及认知缺损程度的检查及诊断。此测验操作简便，对操作人员的要求不高，只要经过适当训练便可操作，主要用于需要进一步进行诊断的对象，适合在社区、基层以及养老机构使用。另外，此测试不受被测试者性别、文化程度、经济状况等因素影响，应用范围广泛。

表4-1为一张实际使用的MMSE。

表4-1 老年人认知功能智力状态简易评价量表（MMSE）

姓名： 性别： 年龄： 文化程度： 档案编号：

项目		得分				
定向力 （10分）	1. 今年是哪一年				1	0
	现在是什么季节				1	0
	现在是几月份				1	0
	今天是几日				1	0
	今天是星期几				1	0
	2. 您住在哪个省				1	0
	您住在哪个县（区）				1	0
	您住在哪个村/组（街道）				1	0
	我们现在在什么地方（这是哪里）				1	0
	我们现在在第几层楼				1	0
记忆力 （3分）	3. 现在我告诉您三种东西（任意与其生活工作相关的物品），我说完后，请您重复一遍并记住，稍后还会问您（各1分，共3分）	3	2	1	0	

续表

项目		得分					
注意力和计算力（5分）	4. 100 - 7 = ? 连续减5次（93、86、79、72、65。各1分，共5分。若错了，但下一个答案正确，只记一次错误）	5	4	3	2	1	0
回忆能力（3分）	5. 现在请您说出我刚才告诉您让您记住的那些东西			3	2	1	0
语言能力（9分）	6. 命名能力 出示手表，问这是什么东西 出示钢笔，问这是什么东西					1 1	0 0
	7. 复述能力 我现在说一句话，请跟我清楚地重复一遍（四十四只石狮子）					1	0
	8. 阅读能力 （闭上您的眼睛）请您读这句话，并按上面意思去做					1	0
	9. 三步命令 我给您一张纸请您按我说的去做，现在开始："用右手拿着这张纸，用两只手将它对折起来，放在您的左腿上。"（右手拿纸、把纸对折、放在腿上，每个动作1分，共3分）			3	2	1	0
	10. 书写能力 要求受试者自己写一句完整的句子/口述一句完整的、有意义的句子（句子必须有主语、动词），记录所述句子的全文					1	0
	11. 结构能力 （出示图案）请您照下面图案画下来					1	0

评定时间： 　　　　既往史： 　　　　医生：

判定标准：1. 认知功能障碍：最高得分为30分，分数在27～30分为正常，分数<27分为认知功能障碍。2. 痴呆划分标准：文盲≤17分，小学程度≤20分，中学程度（包括中专）≤22分，大学程度（包括大专）≤23分。3. 痴呆严重程度分级：轻度MMSE≥21分；中度MMSE 10～20分；重度MMSE≤9分。

(一)操作说明

1. 定向力(最高分:10分)

首先询问日期,之后再有针对性地询问其他部分,如"您能告诉我现在是什么季节吗?"每答对1题得1分。

请依次提问,"您能告诉我您住在什么省市吗?"(区县、街道、什么地方、第几层楼),每答对1题得1分。

2. 记忆力(最高分:3分)

告诉被测试者你将问几个问题来检查他/她的记忆力,然后清楚、缓慢地说出3个相互无关的东西的名称(如皮球、国旗、树木,大约1秒钟说1个),说完3个名称之后,要求被测试者重复它们,被测试者的得分取决于他们首次重复的答案(答对1个得1分,最多得3分)。如果他们没能完全记住,你可以重复,但重复的次数不能超过5次;如果5次后他们仍未记住这3个名称,那么对于回忆能力的检查就没有意义了(请跳过"回忆能力"检查)。

3. 注意力和计算力(最高分:5分)

要求被测试者从100开始减7,之后再减7,一直减5次(即93、86、79、72、65)。每答对1个得1分,如果前次错了,但下一个答案是对的,也得1分。

4. 回忆能力(最高分:3分)

如果前次被测试者完全记住了3个名称,现在让他们再重复一遍,每正确重复1个得1分,最高得3分。

5. 语言能力(最高分:9分)

(1)命名能力(0~2分):拿出手表卡片给被测试者看,要求他们说出这是什么,之后拿出铅笔问他们同样的问题。

(2)复述能力(0~1分):要求被测试者注意你说的话并重复一次,注意只允许重复一次。这句话是"四十四只石狮子",只有正确、咬字清楚才可得1分。

(3)三步命令(0~3分):给被测试者一张白纸,要求其按你的命令去做,注意不要重复或示范。只有他们按正确顺序做出动作才算正确,每个正确动作记1分。

(4)阅读能力(0~1分):拿出一张"闭上您的眼睛"卡片给被测试者看,要求被测试者读它并按要求去做,只有他们确实闭上眼睛才能得分。

(5)书写能力(0~1分):给被测试者一张白纸,让他们自发地写出一个完整的句子。句子必须有主语、动词,并有意义。注意你不能给予任何提示,语法和标点的错误可以忽略。

(6)结构能力(0~1分):在一张白纸上画有交叉的2个五边形,要求被测试者依照图片准确地画出来。五边形需画出5个清楚的角和5个边,同时,2个五边形交叉处形成菱形才算正确,可得分,线条的抖动和图形的旋转可以忽略。

判定标准:最高得分为30分,分数在27~30分为正常,分数<27分为认知功能障碍。

痴呆严重程度分级方法：轻度 MMSE≥21 分；中度 MMSE 10~20 分；重度 MMSE≤9 分。

（二）使用指南

1. 定向力

每说对 1 个记 1 分，总共 5 分。日期和星期差一天可记正常。月、日可以记阴历。如被测试者少说了其中 1 个或几个（如忘记说月份、星期几等），调查员应该补充再问一遍被测试者遗漏的内容。

2. 记忆

要求被测试者记忆 3 个性质不同的物品，要告诉被测试者你可能要考查他/她的记忆力。调查员说的时候需连续、清晰、1 秒钟 1 个。第一次记忆的结果确定此刻记忆的分数，每说对 1 个给 1 分，总共 3 分。如果被测试者没有全部正确说出，调查员应该再重复说一遍让被测试者复述。重复学习最多 6 次，若仍不能记忆，则后面的回忆检查无意义。

3. 注意和计算

（1）记分方式为 0 或 2 分，没有 1 分。调查员不能帮助被测试者记答案，如被测试者说 20 减 3 等于 17，调查员不能说 17 减 3 等于多少？而只能说再减 3 等于多少。

（2）要求被测试者从 100 连续减 7。记分方式为 0 或 2 分，没有 1 分。调查员不能帮助被测试者记答案。

（3）记分方式为 0 或 2 分，没有 1 分。

4. 判别能力

该部分考查被测试者形成抽象概念的能力。

（1）按照 3 个部分分别给分。说出苹果和橘子的大小、颜色、长在树上都是属于表面特征，给 1 分。如果被测试者说出"能吃的"则再给 1 分。而说出都是水果或果实再给 1 分，总共 3 分。此项目的记分不是被测试者说出任意 1 个相同点就给 1 分，如果说出的几点都是表面特征则只能给 1 分。

（2）按照 3 个部分分别给分。说出形状上的不同（高/矮，外形）给 1 分。如果说出用途的不同则单独给 1 分。如果说出两者设计依据上的不同（椅子以人腿的长度为设计依据，而桌子以人上半身高度为依据）则再给 1 分。

5. 复述

考查被测试者的短期记忆。说对 1 个给 1 分，总共 3 分。无论被测试者第 18 项的完成情况如何，这里都要求被测试者复述一遍。

6. 语言

从命名、语言的流畅性、是否听懂命令和阅读书写等方面考查被测试者的语言能力。

（1）命名：给被测试者出示表和圆珠笔，若能正确命名则各记 1 分。

（2）语言复述：检查语言复述能力，要求被测试者复述中等难度的短句子。调查员只能说一次，正确无误复述给 1 分。

（3）三级命令：准备一张白纸，要求被测试者用右手把纸拿起来，把它对折，放在左腿上。3个动作各得1分。调查员把3个命令连续说完后被测试者再做动作。

(4) 阅读理解：让被测试者看右边纸上"闭上您的眼睛三次"，请被测试者先朗读一遍，然后要求被测试者依照纸上所写命令去做。若被测试者能闭上双眼给1分。

(5) 书写：让被测试者看右边纸上第二个命令，被测试者在纸上主动随意写1个句子。调查员不能用口述句子让被测试者书写。句子应有主语和谓语，必须有意义，能被人理解。语法和标点符号不作要求。如果被测试者在2分钟之内仍不能写出合格的句子则为0分。

(6) 临摹：让被测试者自己看右边纸上的命令完成。要求被测试者临摹重叠的2个五边形，五边形的各边长应为2.5厘米左右，但并不要求每条边要多长。必须是2个交叉的五边形，交叉的图形必须是四边形，角不整齐和边不直可忽略不计。

(三) 判定标准

1. 认知功能障碍

最高得分为30分，分数在27～30分为正常，分数<27分为认知功能障碍。

2. 痴呆划分标准

文盲≤17分，小学程度≤20分，中学程度（包括中专）≤22分，大学程度（包括大专）≤23分。

3. 痴呆严重程度分级

轻度MMSE≥21分；中度MMSE 10～20分；重度MMSE≤9分。

(四) 使用MMSE的注意事项

(1) MMSE一般一次检查需5～10分钟，采用直接询问被测试者的方法。
(2) 在测试过程中要尽量保持环境安静，避免外界干扰。
(3) 操作过程中应注意给予鼓励，避免老年人灰心或产生放弃心理。
(4) 调查员需认真学习测验操作方法，准确地向被测试者发出指令，说话语气温柔，语速缓慢，吐字清晰。

知识链接

1. **不能仅依据MMSE进行确诊**

失智症是退行性脑变性疾病，病程缓慢且不可逆，临床上以认知功能尤其是记忆力下降为主。失智症诊断包括很多内容，MMSE测查只是其中一项，通过该项测查，可大概了解老年人的认知功能情况，但不能仅仅依据测查结果就确诊。

2. **如何确诊失智症**

除了MMSE之外，失智症的诊断还包括检查病史、血液学检查、神经影像学检查等。根据这些诊断综合来判断老年人是否患了失智症。

五、失智症的预防方法

（一）不同病因不同预防方法

（1）饮食均衡，避免摄取过多的盐分及动物性脂肪。一天食盐摄取量应控制在 10 克以下，少吃动物性脂肪及糖，但蛋白质、食物纤维、维生素、矿物质等都要均衡摄取。

（2）适度运动，维持腰部及腿脚的强壮。手的运动也很重要，常做一些复杂、精巧的手工可以促进脑的活力，做菜、写日记、吹奏乐器、画画、养小动物等都有预防失智症的效果。

（3）避免过度饮酒、吸烟，生活规律。饮酒过度会导致肝功能障碍，引起脑功能异常，一天喝酒超过 0.3 升的人比一般人更容易得脑血管性痴呆。吸烟不仅会造成血管性痴呆，而且是诱发心肌梗死等危险疾病的重要原因。

（4）预防动脉硬化、高血压和肥胖等，早预防、早治疗。

（5）防止跌倒，头部摔伤会导致痴呆。高龄者必要时应使用拐杖。

（6）对事物保持高度的好奇心，可以增强人的注意力，防止记忆力减退。所以，老年人应该多做些感兴趣的事（如参加公益活动、社会活动等）来强化脑部神经。

（7）积极用脑，预防脑力衰退。随时说出自己的感想，读书发表心得、下棋、写日记、写信等都是简单而有助于脑力活动的方法。

（8）保持良好的人际关系，找到自己的生存价值。

（9）保持年轻的心态，适当打扮自己。避免过于深沉、消极、唉声叹气，要以开朗的心情生活。高龄者常要面对退休、朋友亡故等失落的问题，很多人因此得了抑郁症，免疫功能降低，没有食欲和体力，甚至长期卧床。

（二）预防失智症的常见生活活动

通过有效地、有针对性地进行日常生活活动训练，可提高失智老年人日常生活能力，使之最大限度地参与家庭和社会的活动，减少对他人的依赖，回归家庭和社会，延长失智老年人的健康预期寿命。以下几种日常生活活动能延缓脑神经细胞的硬化，预防失智症的发生。

（1）每天清晨及傍晚在空气清新的地方快步走 1 个小时，快步走可以运动躯干下部紧张的肌群，提高摄氧量，有助于刺激脑细胞，防止脑细胞退化，对失智症的预防有理想的效果。

（2）实施头颈左右旋转运动。这种运动不仅可使脊柱上段的转动变得自如，预防老年人罹患椎—基底动脉供血不足的病症，还可延缓脑动脉硬化，预防失智症。其方法是先将头颈缓慢由左向右旋转 100 圈，再将头颈由右向左旋转 100 圈，随时随处可做，方法简易，效果显著。

（3）经常做手工，如雕刻、制图、剪纸、打字等，这些手部运动能使大脑血液流动面扩大，促进血液循环，提高大脑活力，预防痴呆。

（4）每天坚持做手指操。

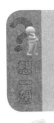

1. 什么是失智症？失智症的临床表现有哪些？
2. 如何进行认知功能测评？
3. 如何预防失智症？

预防失智症发生的手指操

手指操简单、方便、易行，对老年人较为适合。从中医观点来看，手上集中了许多与健康有密切关系的穴位，联系着全身的内脏，适当地刺激这些经络穴位，有助于保持健康，某些症状也可以得到改善。经常以手指为中心进行各种活动，可以刺激大脑皮质，保持神经系统的兴奋性，对失智症起到预防作用。经常用手指旋转钢球或核桃，或用双手伸展握拳运动，可刺激大脑皮质，促进血液循环，增强脑的灵活性，延缓神经细胞老化，可预防失智症。

1. 第一组动作

(1) 吐气握拳，用力吸足气并放开手指，可以使头脑轻松。

(2) 用一手的食指和拇指揉捏另一手指，从大拇指开始，每指揉捏10秒，可使心情愉快。

(3) 吸足气用力握拳，用力吐气同时急速依次伸开小指、无名指、中指、食指。左右手各做若干次。注意：握拳时将拇指握在掌心。

(4) 刺激各指端穴位，增加效果。用食指、中指、无名指、小指依次按压拇指。

(5) 刺激各指经络。用拇指按压各指指根。

(6) 双手手腕伸直，使五指靠拢，然后张开，反复做若干次。

2. 第二组动作

(1) 抬肘与胸平，两手手指相对，互相按压，用力深吸气，特别是拇指和小指要用力。边吐气，边用力按。

(2) 将腕抬到与胸同高的位置上，双手对应的手指互勾，用力向两侧拉。

(3) 用右手的拇指与左手的食指、右手的食指与左手的拇指交替相触，使两手手指在交替接触中得到运动，动作熟练后加快速度。再以右手拇指与左手中指、左手拇指与右手中指交替做相触的动作，依此类推直到小指。可以锻炼运动神经，防止脑组织老化。

(4) 双手手指交叉相握（手指伸入手心），手腕用力向下拉。

(5) 双手手指交叉相握，手指伸向手指，以腕为轴来回自由转动。

(6) 肘抬至与胸同高的位置上，使各指依次序弯曲。

3. 第三组动作

第三组动作为多点刺激法，可用小铁球或核桃作为工具。具体做法如下：

(1) 将小球握在手中，用力握同时呼气，然后深吸气并将手张开。
(2) 将两个小球握在手里，使其左右交换位置转动，可平稳情绪。
(3) 两手心用力夹球相对按压，先用右手向左手压，然后翻腕使左手向上，边压边翻转手腕。
(4) 用食指和拇指夹球，依次左右交换进行。
(5) 将球置于手指之间，使其来回转动。

日常生活活动的训练是提高生活自理能力的基本条件。在进行日常生活活动训练的过程中，要注意安全维护并给予老年人必要的保护。同时，应为老年人创造良好的社会交往环境，开展社区活动，丰富生活内容，从而提高老年人生活质量。

任务二 失智老年人的康复训练

一、失智老年人康复训练的目标

失智老年人康复训练的总体目标：失智老年人能最大限度地保持记忆力和沟通能力，提高日常生活自理能力，能较好地发挥残存功能，生活质量得以提高，家庭能应对照顾失智老年人。

二、失智老年人康复训练的原则

老年人的康复活动一般是围绕记忆力训练、注意力训练，以有趣的活动或游戏的方式集体进行效果更佳。对于养老机构中轻度认知功能减退的老年人，应以群体康复为主，使其经常参加集体活动、培养兴趣爱好，并开展卫生宣传与健康教育，关注老年人健康行为。

防治原则：重在预防，早期发现，早期诊治，积极治疗已知的血管病变和防止卒中危险因素。

三、康复护理中的注意事项

（一）心理方面

1. 陪伴关心老年人

鼓励家人多陪伴老年人，给予老年人各方面必要的帮助，多陪老年人外出散步，或参加一些学习活动和力所能及的社会、家庭活动，使之消除孤独、寂寞感，感到家庭的温馨和生活的快乐。

2. 开导老年人

多安慰、支持、鼓励老年人，遇到老年人情绪悲观时，应耐心询问原因，予以解释，播放一些轻松愉快的音乐以活跃情绪。

3. 维护老年人的自尊

注意尊重老年人的人格；对话时要和颜悦色，专心倾听，回答、询问时语速要缓慢，使用简单、直接、形象的语言；多鼓励、赞赏、肯定老年人在自理和适应方面做出的任何努力。切忌使用刺激性语言，避免使用呆傻、愚笨等词语。

4. 不嫌弃老年人

要有足够的耐心，态度温和，周到体贴，不厌其烦，积极主动地关心照顾老年人，以实际行动温暖老年人的心灵。

（二）安全方面

1. 提供较为固定的生活环境

尽可能避免搬家，当老年人要到一个新地方时，最好能有他人陪同，直至老年人熟悉新的环境和路途。

2. 佩戴标志

老年人外出时最好有人陪同或佩戴写有老年人姓名和电话的卡片或手镯，以助于迷路时被人送回。

3. 防止意外发生

要注意防止其他意外情况发生。

四、认知功能训练方法

（一）记忆训练

记忆力下降是最早出现的症状，也是最突出的临床表现。早期表现为近记忆损害，中期表现为远记忆损害，晚期表现为记忆力全面丧失。记忆力训练可以保持原有的记忆力或延缓记忆力的进一步下降。训练记忆力被称为脑细胞的"体操运动"，经常做这种"体操"，可以防止脑的老化，是健脑的良方。流行病学调查发现，文化程度高的老年人其失智症发生率明显低于文化程度低的老年人。对于失智症患者进行记忆力训练，应关注训练的过程，而不是训练的结果，即并不一定要让患者记住多少东西，而在于让患者参加训练，多动脑筋。

1. 记忆训练过程注意事项

在记忆训练中，图片记忆训练法是比较常用的一种方法。图片记忆训练法包括人物识别法、地点识别法、色彩识别法、日常用品识别法等。应根据老年人的记忆障碍的程度，选择图片的类型与难度。记忆力损害不是很严重的患者，可以选择一些风景类、动物类的图片；记忆力受损比较严重的患者，应该选择一些日常用品类的物品图片；记忆力受损严重的患者，应该选择亲人图像记忆训练，训练患者对亲人相貌的记忆能力。

图片类别的选择应根据患者记忆障碍的类型进行针对训练。

如果患者对于人物记忆有障碍，就应该选择人物类图片进行记忆康复训练；如果患者对于日常用品有记忆障碍，就应该选择日常用品图片进行记忆康复训练。在记忆训练的图片选择上，当我们选择的记忆图片为老年人所熟悉的图片时，无法起到记忆训练的效果。但当把记忆训练图片全部换成老年人不熟悉的图片时，又发现由于失智老年人的近记忆力衰退较大，老年人经常一个也记不住，严重影响了老年人治疗的信心。因此，将失智老年人熟悉的图片与不熟悉的图片混合在一起进行记忆训练，既能保证记忆训练的效果，又能保证患者参加治疗的信心与积极性。比如，将老年人熟悉的家人、亲戚的图片，陌生人的图片以及历史名人的图片混合在一起让老年人识别其所熟悉的人，锻炼老年人记住陌生的人名；将老年人所居住的小区、卧室、客厅、马路、常去的超市、公园等熟悉的场所的图片和其他有名的陌生场所的图片混合在一起让老年人识别，并让老年人对陌生的地点进行记忆。

在记忆训练康复治疗的过程中，我们采用的是改良的无错性的学习方法。无错性学习就是在学习中消除错误。学习者从容易辨别的项目开始，通过逐渐增加作业难度让其不经历失败。护理人员可以给老年人念一串没有规律的数字，让老年人重复，一般从三位数字开始，每次增加一位数字，直到老年人不能复述为止。该方法可锻炼老年人的瞬时记忆能力。可以给老年人看几样物品，如手机、桃子、铅笔、水杯、帽子等，然后马上收起来，让老年人回忆刚才看到的物品，给老年人提供的物品数量可由少到多逐渐增加，让老年人观看的时间也可由长到短逐渐减少，该方法可以锻炼老年人的短时记忆能力。

2. 亲人图像记忆训练

用数码相机给失智老年人比较亲近的人员照相，然后利用录音设备给图像配音，并将图片文件与声音文件一起保存到计算机中。之后就可以进行亲人图片记忆训练了，还可以对患者进行长时记忆训练：将失智老年人以前的照片保存到计算机中，训练时可以将该照片显示出来，护理人员对失智老年人进行提问，失智老年人回答。该方法可以激发患者对于与照片有关的时间、地点、人物、环境的回忆。在回忆的过程中能够使患者的脑部功能得到训练，以达到远期记忆功能训练的目的。

（二）注意力训练

注意力障碍是认知康复的中心问题，只有注意力障碍得到纠正，记忆、学习、思维逻辑等障碍才能有效恢复。

1. 分类训练

该训练操作方式以纸笔练习为主，护理人员要求老年人按指示描绘规定的图案，或者根据录音、计算机中的指示执行适当的动作。该训练内容也可按照注意力分类分别进行持续性、交替性、选择性注意训练。

2. 示范训练

护理人员将要展示的动作通过多种感觉方式呈现在老年人眼前，并加以语言提示以便老年人集中注意力。比如为老年人展示打太极拳，一边让老年人看动作，一边为老年人讲解动作要领，调动老年人的视觉、听觉，从而进行注意力训练。

注意事项：在训练时，一定要根据其喜好进行，可以进行简单的棋牌游戏，阅读书报、图画等，同时可选择简单的手工操作、文娱项目，如搭积木、拼图等，使老年人对事物保持一定的兴趣，以达到训练注意力的目的。

（三）智力训练

智力训练与记忆训练是紧密结合在一起的。智力训练效果好会促进记忆功能的改善，而记忆功能的改善又会进一步推动失智老年人智力的恢复。智力训练是失智老年人康复训练中非常重要的一部分，对治疗阿尔茨海默病有重要作用。智力训练分为观察能力、自然事物分类能力、数字与数学计算能力、视觉空间辨识能力和想象力 5 个训练方面。

1. 观察能力训练

观察是一种根据一定的目的进行的有组织有比较的持久的知觉；是以感知过程为基础，但是它已经带有"思维的色彩"，是感知觉的最高形式，观察是人们认识世界的重要途径。观察能力就是在有目的、有组织、有思维参与的感知过程中形成的一种稳固的认识能力，是智能构成的一个重要因素。适当设计一些游戏提高患者观察能力，如大家找错误、隐藏的戒指、找区别、找字、捉迷藏等游戏。

2. 自然事物分类能力训练

分类就是按照一定的标准把事物分组，即分门别类的一种思维方法。分类是为了认识事物之间的差别和联系。分类是从比较中派生出来的，并且和概括紧密相连。一般来说，只有概括出不同事物之间的共同属性（一般属性或本质属性）之后，才能对事物进行分类。分类的过程也伴随概括活动和概念的形成。

分类能力对知识经验的条理化、结构化、系统化有着重要的影响，训练失智老年人的分类能力是智能培养的重要方面之一。

适当设计一些游戏提高患者自然事物分类能力，如水果分类、蔬菜分类、厨具分类、车子分类等。

3. 数字与数学计算能力训练

数字与计算能力主要指失智老年人在对数的概念的理解与简单的计数运算中所具备的数学逻辑思维能力。适当设计一些游戏提高老年人的数字与数学计算能力，如数学计算、数西瓜、数草莓、买菜、数工具、数海豹、数昆虫等。也可将筷子分成两堆，让老年人比较哪堆多，哪堆少。还可以让老年人进行一些简单的消费账目计算，如去商场购买一些日用品后，让其算算每样物品各花费了多少钱，共花费多少钱，还剩下多少钱。

4. 视觉空间辨识能力训练

空间能力是人们对客观世界中物体的空间关系的反应能力。空间能力主要包括两个方面：一是空间知觉能力，二是空间想象能力。空间知觉能力包括形状知觉、大小知觉、深度与距离知觉、方位知觉与空间定向等。空间想象能力是指人们对二维图形和对物体的三维空间特征（方位、远近、深度、形状、大小等）和空间关系的想象能力。适当设计一些游戏提高失智老年人视觉空间辨识能力，如事物顶部的分析、四块拼图、倒影训练。

5. 想象力训练

想象是人们头脑中原有的表象经过加工改造和重新组合而产生新的形象的心理过程，是一种高级复杂的认知活动。形象性和新颖性是想象活动的基本特点，它主要处理图形信息，以直观的方式呈现在人们的头脑中，而不是以词语、符号和概念等方式呈现。适当设计一些游戏提高失智老年人想象能力，如猜字、虫子吃苹果、反射镜、怪物猜想、爬格子、七巧板拼图、拼图、同色相溶、推箱子等。

（四）右脑训练

据国外资料分析 1 500 例失智症患者发现其中 90% 为老化废用性痴呆。这种患者在年轻时因左脑接受刺激较多，右脑接受刺激较少，引起右脑相对发育不全；患者对音乐、绘画、游戏不感兴趣，失去生活目标，意欲低下。使用一些右脑功能训练游戏，使失智老年人能够进行脑活性化训练，对右脑后半部意欲中枢进行感性刺激，使脑功能得到明显改善，如麻将、五子连珠、象棋、跳棋等。

（五）语言训练

失智老年人所患的失语主要是命名性失语与运动性失语。命名性失语：患者知道物品的名称，但是说出的名称与实际的名称不同。运动性失语：患者的神经系统障碍，导致某些音发的不准或无法发出。因此，我们可组织失智老年人参加唱歌、诗歌朗诵、猜谜语等活动。

（六）定向力训练

定向力是指对时间、地点、人物以及自身状态的认识能力。对时间、地点、人物的认识能力称为对周围环境的定向力，对自身状态的认识能力称为自我定向力。时间定向包括对当时所处时间，比如白天或晚上、上午或下午的认识以及年、季、月、日的认识。地点定向或空间定向是指对所处地点的认识，包括所处楼层和街道名称。人物定向是指辨认周围环境中人物的身份及其与患者的关系。自我定向包括对自己姓名、性别、年龄及职业等状况的认识。失智老年人通常存在定向力障碍。

训练包括对时间、人物和地点的三维定向，以帮助失智老年人认识目前生活中的真实人物（如记忆亲人、护理人员）和事件，对于人物的定向训练，可以反复告知其护理人员或家属的姓名，要求其能够记忆并说出；对地点的定向训练，可以在其居住的卧室、餐厅、厕所设计醒目标志，或在失智老年人水杯、脸盆上贴其喜爱的图画，并反复训练和经常提醒老年人认识这些标志，让其根据标志图画确认自己要去的位置及自己的物品等；老年人的床不要轻易更换，房间内摆设尽量不要搬动，以减少患者辨认环境的难度；对时间的定向训练包括在房间里设立大型日历牌，提醒日期、天气；进行日常生活护理时反复向失智老年人讲述什么时间服药、吃饭、睡觉，提示其现在的日期、时间等。

五、护理评价

经过预防、治疗和护理干预后，失智老年人的认知能力有所提高，并能最大限度地保

项目四 失智老年人的康复护理

持社交能力和日常生活自理能力,生活质量有所提高。

失智症是老年精神病中最常见的一种症状,经过对失智老年人进行康复游戏的锻炼,以及经常与老年人交谈,早晨带着老年人锻炼身体,晚上则可看电视、听广播。让老年人能坚持锻炼,尽量让其做力所能及的事情。其间,护理人员必须有足够的耐心与爱心,争取使失智老年人的病情得以缓解或康复,不管是在躯体功能上,还是在精神功能上都能够得到相应的提高,使之与家人能够沟通交流,心理得以安慰。

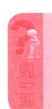

1. 失智老年人的认知功能训练有哪些注意事项?
2. 如何进行认知功能训练?

知识链接

记忆的种类:根据信息的编码、存储和提取的方式不同,以及信息存储时间长短的不同,可将记忆分为瞬时记忆、短时记忆、长时记忆三种类型。

(1) 瞬时记忆又叫感觉记忆,是指外界刺激以极短时间一次性呈现后,信息在感觉通道内迅速登记并保留一瞬间的记忆。

(2) 短时记忆是指外界刺激以极短时间一次呈现后,信息保持时间在1分钟或是几分钟的记忆。

(3) 长时记忆是指永久性的信息存储,一般能保持多年甚至终身。

任务三 为失智老年人进行日常生活康复护理

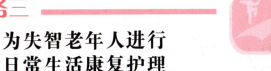

案例导入

王爷爷,68岁,发现相关情况是在5年前,主要表现为记忆力下降、反应迟钝、说话不清楚,后期手脚行动不便。刚开始时跟他说一件事,几分钟以后王爷爷就忘了。你问他的时候他问你,你说了什么吗?慢慢地,王爷爷生活不能自理,在家坐不住,把弄好的东西搬来搬去不知道自己在干什么。1年后,王爷爷病情进一步加重,基本随时都要有人照顾他。他每天起床后的第一件事就是要回家,不管对他说多少遍都不听,就是要回家,每天都要往外跑。嘴里不停地说什么,家人问他讲什么他说没有,又不停地自言自语。对最近的事基本一点都记不住，以前的事一提示他也会想起。不停地要回家，出了家门就找不到回家的路，随时都要家人去把他找回来，所以有时家人就把他锁在家里。

思考： 如何帮助王爷爷完成日常生活活动能力的训练？

一、失智老年人的常用护理措施

（一）建立良好沟通

在与老年人交流前，要向老年人介绍自己，这样便于沟通；应注意多与老年人接触、交谈，尽可能地去理解他们，满足其合理需求。对老年人说话时语速缓慢，并且要说得简短、清晰，便于老年人理解；做到态度和蔼、热忱、细心。对老年人的提问，回答时用语要通俗，语句要简短，要有耐心，老年人没有听懂时，可以重复两三遍，直到他们明白为止；不要命令老年人做事情，不要大声喊叫，否则可能刺激老年人情绪，导致病情恶化。与老年人交谈时，话题尽量选择老年人感兴趣的内容，行为举止、表情要保持自然，不要夸张，要看着他们的眼睛，保持适当距离；交流时适当增加非语言的方式，以达到良好的沟通效果。在接近老年人时，动作尽量轻，要从正面走近，不要从后面接近，以免吓到老年人，导致老年人情绪失控；保持微笑的表情、亲切的目光，给老年人以鼓励。

（二）合理安排生活环境

注意危险物品的管理，防止发生意外事故。照顾运动障碍的老年人时，应注意地面防滑，地毯固定并保持平整。室内可安装安全装置，以帮助老年人保持身体平衡。床、家具等要设置安全防护设施。对老年人房间内的物品，如储柜等，可以用明显的标志标明，以便于老年人识记。房间色彩要鲜明、活泼，不宜采用冷色调，以免使老年人感到紧张、压抑。

（三）合理安排膳食

注意老年人的饮食和营养结构，选择营养丰富、清淡宜口的食品，荤素搭配。多食新鲜蔬菜、水果和豆制品，控制食盐的摄入量。还可制定适合老年人病情的药膳，利用食疗达到治疗疾病的目的。

（四）要保持良好的日常卫生习惯

对早期失智症患者要尽可能帮助其保持日常生活习惯和卫生习惯。起居、穿衣、刷牙、洗脸等日常生活活动，即使做得不规范，也要鼓励老年人自己做，这样可以防止疾病进一步发展。对卧床不起的老年人，必须给予护理，清洁口腔，定时给老年人洗澡、洗头，要勤换衣服。失智症患者一旦出现大小便失禁，则说明病情已到了相当严重的程度，需要及时处理大小便，保持皮肤的清洁干燥，以防感染。

（五）扩大社会交往，但需注意安全

对于轻度失智症患者，应督促其自己料理生活并参加适合其认知水平的社交活动。对

于定向力障碍者，可经常陪同其外出散步，但要防止其擅自外出。对于认知功能损害者，其社会交往能力也会发生障碍，应首先树立其信心，即使有语言障碍也要鼓励其多开口讲话。对于有幻觉者，要设法将其注意力转移到与现实有关的事情上来。

（六）智力锻炼

智力锻炼包括逻辑联想和思维灵活性训练，如拼图游戏；分析和综合能力训练，如经常让老年人对一些图片、实物、单词做归纳和分类；理解和表达能力训练，可以在讲述一些事情后，提相关问题让老年人回答，也可让老年人解释一些词的意义；社会适应能力训练，如针对日常生活中可能遇到的问题，让老年人描述如何解决；常识训练，如对于日期、时间的概念，生活中必须掌握的常识，可结合实际生活经常运用；数字概念和计算能力的训练，如计算日常生活开支，对于较差者，可计算物品的数量等。

（七）重症失智症患者的护理要点

（1）应由专人照顾，防止走失及意外伤害，如跌倒等。
（2）对于长期卧床者，应密切观察病情，预防压疮及泌尿系统感染的发生。
（3）进餐或饮水时，应避免呛咳，以免引起肺部感染。

二、失智老年人的日常生活能力和社会适应能力训练

日常生活活动是指人们为了维持生存及适应生存环境而每天必须进行的、最基本的、最具有共性的活动。日常生活活动能力则是指人们从事这种活动（日常生活活动）的质量或功能水平。日常生活活动的范围大致包括运动、自理、交流、家务活动和娱乐活动5个方面。

日常生活能力训练能使老年人保存其基本的日常生活习惯，如督促他们每日按时洗漱、梳头、刮胡须、如厕、洗脚、活动等，能延缓大脑功能的衰退，促进失智老年人的康复，培养其日常生活能力，提高其生活质量。

（一）训练自我照护能力

对于轻中度失智老年人，应尽可能指导其进行生活技能的训练，督促和提醒他们主动完成日常生活活动，不要简单包办代替，也可与老年人共同商量，制定有目的、经过选择、对促进日常生活活动有利的作业活动，且作业活动要每天定时完成。这就是"家庭作业"疗程，如规定每天扫地、拖地、洗衣服等的次数、时间。

选择失智老年人熟悉的日常生活内容，训练其独自生活能力，如穿衣、洗漱、进餐、如厕等。可采用简化训练方法，将整个训练分成若干部分，由简单到复杂制定练习步骤，可口头提示、做视觉及触觉的示范，适时鼓舞、奖励，以增强其自信心，采用其易于接受的方式，最终独立或在协助下完成。由于老年人动作迟缓，训练中应注意听任其慢慢完成，切勿催促、代办，同时应给予老年人充分锻炼的机会。

（二）开展适宜的娱乐活动

根据失智老年人的能力开展适宜的娱乐活动，如唱歌、画画、下棋等，或做简单的保健操等。鼓励老年人参加有益身心健康的娱乐活动，外出活动时要有人陪伴，以防发生意

外。根据老年人身体状况选择散步、慢跑等适合的体能训练。活动量可从小到大，循序渐进。对轻度失智老年人，可与老年人共同制订活动计划，进行从简单到复杂的日常锻炼。随着病情加重，可调整计划，改为更加简单、单调的训练，尽量让老年人自己完成相应锻炼目标，给予其充分的锻炼时间。

（三）妥善安排老年人的家庭及社会活动

应鼓励和引导老年人参加集体活动，使其尽量不脱离家庭和社会，如家庭聚会、社区老年人活动等。

三、注意事项

（1）护理人员必须尊重、理解失智老年人，实事求是，恪尽职守。

（2）康复训练应有规律性和趣味性，依据老年人失智的程度和老年人的兴趣爱好选择不同的训练项目。

（3）为避免失智老年人走失，应提供安全、封闭的康复训练环境。

（4）有些老年人可随身携带注明老年人基本情况和联系人、联系方式的材料。

1. 什么是日常生活活动？
2. 如何帮助王爷爷实施提高日常生活活动能力和社会适应能力的康复训练？
3. 在进行康复训练时有哪些注意事项？

荷兰生命公寓

荷兰生命公寓（图4-1），其创始人汉斯贝克先生被业内称为银发产业中的"教父"，他创造的独特幸福养老文化在业界一直为人称道。生命公寓在2012年被国际养老权威测评机构评为世界上"最好的养老项目"之首。

贝克先生认为：人类所能感受到的快乐主要来自两个方面：一是个体方面，二是群体方面。护理机构的治疗和护理既要满足老年人的健康生活需要，又要警惕其所带来的负面作用。如果医疗护理所带来的痛苦超过了其治疗效果，特别是对于像失智症、帕金森综合征、关节炎、多发性硬化和正常的衰老病患者来讲，治疗所能起到的作用微乎其微，那么护理机构应该将注意力从治疗身体的病痛上转移到去帮助老年人尽可能多地享受余下的生活，这就是荷兰老年护理的新哲学——让老年人感受到更多的幸福和快乐。

贝克先生认为，医疗护理不是老年护理中的唯一重点，舒适的居住环境和全面的幸福感同样重要，甚至更加重要。基于这一理念，荷兰开发了一系列"生命

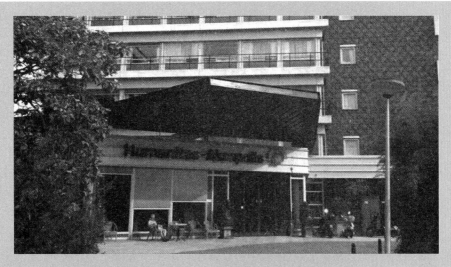

图4-1 荷兰生命公寓

公寓"。这种公寓充分考虑了老年人的身体特点,在这种公寓里,即使是乘坐轮椅的老年人也可以在伸手可及的范围内自如地使用洗手池、电闸和信箱等设施,公寓的门槛、走廊以及门窗等都避免采用让老年人使用不便的设计。这种充分考虑老年人隐私和独立性的设计,在很大程度上满足了老年人从个体方面得到快乐和满足感的需求。

但同时公寓的设计也非常重视能让老年人从群体层面获得幸福感和归属感。比如方便老年人与其他人见面、谈话、用餐,一起吃饭、小酌、运动,玩棋牌,或者一起带孙辈们去逛公园等,这都需要一定的公共活动空间才能够实现,因此"生命公寓"中还专门在公寓底部开辟了"社区广场"。并且在设计中,把这些空间和康复护理、心理咨询、运动康复等医疗护理服务隔开,在公共空间里,一些医疗机构特有的标示、设施,甚至灯光都要尽量避免。

另外,为了避免失能老年人集中生活在一起形成"痛苦的孤岛","生命公寓"在设计上还特别对居民进行了融合安排。在一个居住区域里,至少有三分之一的居住者是身体健康和生活自理的老年人,不同年龄、种族、经济条件的老年人生活、融合在一起,成为一个和谐的整体。另外,公寓内还有价格合理的餐厅、技术高超的理疗师,超市、美容院、美发店、自动取款机、网络咖啡厅、棋牌俱乐部和托儿所等设施也都非常齐全,这些都进一步促进了不同老年人之间的融合。

因此,一进入"生命公寓",我们就会感受到令人惊异的温暖、愉快和活跃的气氛。设施内部的颜色、气味、声音、摆设和来来往往的人群,都不会给人以任何与"护理"有关的印象。另外,"生命公寓"所提供的和谐愉快的生活和工作环境也吸引了不少人前来应聘,人员流动较少,探视申请程序也非常简单,为家属提供了更多探望老年人的机会。老年人之间也会互相帮助,"生命公寓"对社工、志愿者等人也极富吸引力,所有的资源在这里都能得到有效的利用,再也不是传统护理机构中那座"痛苦的孤岛"。

生命公寓模式要点：

开放式的泛家庭文化：为了创造大家庭的氛围，"生命公寓"把养老机构变成社交中心，对全社会开放。家庭主妇可以去养老院的超市购物，白领可以去午餐，孩子可以去上网和喂养动物，甚至每周末的跳蚤市场也开在养老院里。这与传统的封闭式养老院截然不同。

不用即废的理念：为了防止老年人各项机能的退化，从业人员的主要工作不是伺候老年人，而是激活老年人的自理能力，并创造条件让老年人尽可能地自理。

对疾病的专业预防和康复：机构的老年医生的主要任务不是治病，而是防病。通过专业的膳食调理、运动来建立健康的生活规律，帮助老年人尽可能预防各种疾病，即使患病了，也通过专业康复让老年人重新站/坐起来。

对失智老年人的专业引导和激活，帮助他们重新建立学习能力，从而实现自理或部分自理。

给老年人自己的空间：即使是失能失智老年人，他们也有一方斗室，而不是睡通铺。老年人受到充分的尊重。不对老年人说不，老年人的需求和倾诉被认真对待。

由于老年人是尽可能自理的，因此人员配置实际比传统模式小，维护成本低，并且老年人和从业人员的幸福感和归属感高，因为他们过的都是有意义的生活。生命公寓中的老年人如图4-2所示。

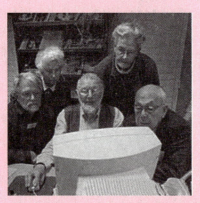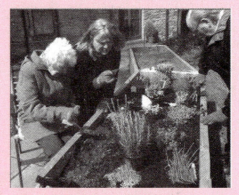

图4-2　生命公寓中的老年人

项目五　老年人辅助器具康复护理

辅助器具可有效地弥补或代偿人体因伤病而减弱或丧失的功能。老年人借助合适的辅助器具，可在较少帮助下或完全自理的情况下实现独立行走或移动，提高生活自理能力。使用辅助器具，也可减轻护理人员的负担，预防损伤。

【知识目标】

◇ 了解辅助器具的概念、种类；
◇ 理解基本功能结构、注意事项；
◇ 掌握各类器具的使用方法及康复护理知识。

【能力目标】

◇ 会指导老年人使用助行器进行活动；
◇ 会依据老年人的具体情况为老年人选择合适的轮椅；
◇ 帮助老年人学会使用轮椅。

【素质目标】

◇ 工作过程中要细心，有爱心、耐心，与老年人沟通时语气要温柔，语速要缓慢；
◇ 严格遵守职业规范，认真严谨；
◇ 在老年人使用辅助器具前应认真检查器具的安全性。

【思维导图】

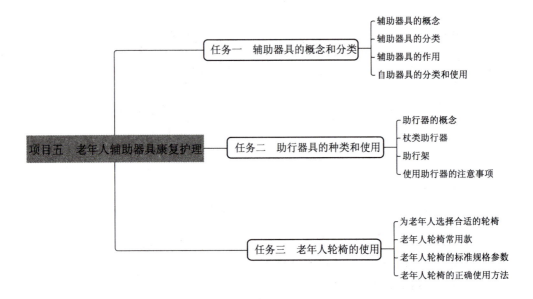

任务一 辅助器具的概念和分类

案例导入

杨爷爷，70岁，脑梗死后遗症，右侧肢体偏瘫，右上肢抬举困难，右下肢可在床面水平挪动，可独自坐着，日常生活几乎不能自理。

思考：杨爷爷可以使用什么辅助器具？

一、辅助器具的概念

辅助器具（也称辅助器或辅助具）是指病、伤、残患者使用的用于防止、补偿、减轻或抵销残疾的各种产品、器具、设备或技术系统的总称。老年人借助合适的辅助器具，可在较少帮助下实现独立行走或移动，提高生活自理能力。使用辅助器具也可减轻护理人员的负担。

二、辅助器具的分类

（1）矫形器和假肢。

(2) 生活自理和防护辅助器具。
(3) 个人移动的辅助器具。
(4) 家务管理辅助器具。
(5) 家庭和其他场所使用的家具和适配件。
(6) 通信、信息和信号辅助器具。
(7) 产品和物品管理辅助器具。
(8) 用于环境改建的辅助器具和设备，工具和机器。
(9) 用于休闲娱乐的辅助器具。

三、辅助器具的作用

(1) 提高运动功能，减少并发症，如轮椅、助行器等可以提高行动和站立能力，减少长期卧床造成的全身功能衰退、压疮和骨质疏松等。

(2) 提高生活自理能力，如个人卫生辅助器具和自助具能够提高衣、食、住、行、个人卫生等生活自理能力。

(3) 提高学习和交流能力，如书写、阅读、使用计算机、打电话等自助器具可以提高学习和交流能力。

(4) 增加就业机会，减轻社会负担，如截瘫患者借助轮椅和其他辅助器具完全可以胜任一定的工作。

(5) 改善心理状态，提高生活质量，运动功能和生活自理、交流能力的提高可大大提升患者生活的勇气和信心，改善生活质量。

四、自助器具的分类和使用

自助器具（也称自助器或自助具）包括进食类、穿衣类、梳洗修饰类、取物类、沐浴类、阅读书写类、通信交流类、炊事类、文娱类等。

（一）进食类自助器具

1. 弹性筷子

在筷子上加装弹簧片，松手后由于弹簧片的张力而自动分离，适用于手指功能受限、不能自行释放筷子的患者。

2. 把手加粗、加长的叉、匙（图 5-1）

加粗的把手，适用于手指屈曲受限或握力较弱的患者。也可将匙插入一个小的球体中或插入一个小圆木柱中。

3. 弯曲成角的匙、叉（图 5-2）

这种匙、叉适用于手功能受限的患者或匙、叉与碗碟无法达到正常角度的情况。

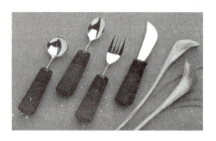
图 5-1 把手加粗、加长的叉、匙

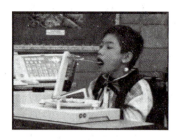
图 5-2 弯曲成角的匙、叉

4. 多功能叉、匙（图 5-3）

其尖端可当叉用，后部可当匙用，可避免频繁更换叉、匙。

5. 碟挡和杯类

分隔凹陷式盘子，可将盘中菜分开，其边缘深陷而近似垂直，容易用勺取物；碟挡可防止食物被推出碟外；

带"C"形箍固定于杯缘上，以利于手部握力较差的患者把持，使用时四指一起穿入"C"形中空部分，"C"形自助器具如图 5-4 所示。

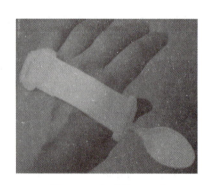
图 5-3 多功能叉、匙

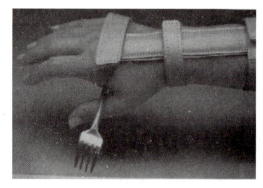
图 5-4 "C"形自助器具

带吸管夹及吸管的杯子，将吸管夹固定在杯的边缘，从夹中插入吸管（吸管的长度和形态可以根据需要进行调整），以便患者吸取杯中的液体，适用于无法持杯的患者。

6. 带负压吸盘的碗

在碗下部装有负压吸盘，可防止碗被推动，碗上部一端较高，易于挡住食物。

7. 特殊类型的刀具

对于手指力弱，不能以食指掌面下压刀背切物时，可以借助整个手和臂的力量进行切割。此类刀具也可用于厨房切菜。

"T"形锯刀：利用垂直而加大的压力和成锯状的刀克服切割的困难。

"工"字形摇切刀：不仅可以利用握力，还可以利用向两边摇动的力进行切割。

"L"形刀：可用手握住把柄进行摇动。

锯刀：可利用手和臂的力量克服切割中的困难。

（二）梳洗修饰类自助器具

1. 清洁卫生类自助器具

此类器具均适用于单手操作。

插在 C 形夹 ADL 套内的牙刷，供手指无力抓握者使用。

带吸盘的刷子，刷子背后固定两个橡皮吸盘，可固定于洗手池旁，手指可在刷子上来回刷洗。

固定于桌上的指甲刀，是用吸盘式或其他方式固定于桌子上的。

带有"C"形把的电动剃须刀，用于手指功能不佳，不能可靠使用电动刀的患者。带"C"形箍的剃须刀将"C"形箍固定于剃须刀上，以便手指抓握功能较差的患者抓握。

2. 镜梳类自助器具（手柄延长及弯曲成角的梳子或镜子）

将梳子的手柄延长，并弯曲一定的角度，适用于肩和上肢活动范围受限，手不能达到头部的患者。

（三）更衣类自助器具

1. 系扣器

系扣器的形状和用法如图 5-5 和图 5-6 所示。

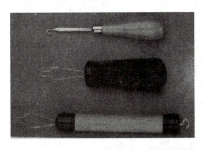 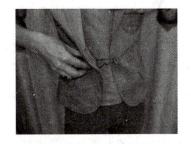

图 5-5　系扣器　　　　　　　　图 5-6　系扣器的用法

2. 穿衣棒

穿衣棒棒端有"L"形钩，既可拉上衣服也可推下衣服。

3. 拉锁环

拉锁环为一拉锁舌孔内的环，以便手指抓捏功能不佳的患者将手指伸入环内即可拉动拉锁。

4. 穿袜自助器

穿袜自助器及其用法如图 5-7 和图 5-8 所示。将袜子翻卷向上套入自助器外，将脚伸入自助器内，向上抽出自助器袜子即套在脚上。

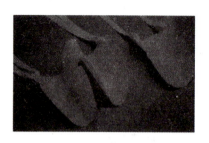
图 5-7 穿袜自助器

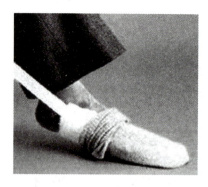
图 5-8 穿袜自助器的用法

(四) 取物类自助器具

常用的取物类自助器为拾物器，一端为手枪柄状或握把状，另一端为张开口的夹子，扣动手枪柄或握紧两个握把时，另一端的夹子即闭合，可以抓取需要的物品。

(五) 沐浴类自助器具

对于沐浴困难的患者，可准备专用沐浴椅或沐浴床。患者借助水温控制阀用单手操作带有软管的龙头自己沐浴，用带延长手柄和角度的海绵擦或刷，刷擦难于刷到的后背部分。

如果没有专用沐浴椅，则浴缸中应放置防滑垫，池内外应附有牢固的扶手。

(六) 阅读书写类自助器具

1. 翻页器

简易翻页器可由 C 形夹插入一带橡皮头的铅笔制成，可用腕关节控制翻动书页。手功能不灵活、翻书困难的患者，可在食指上套半截橡皮指套，这样有助于翻书。

2. 打字自助器

简易打字自助器也可由 C 形夹插入一带橡皮头的铅笔制成。

3. 持笔器、增重笔

持笔器、增重笔可由热可塑性材料制成，一般用于握笔有困难的患者。视患者抓握能力的不同，也可用乒乓球等大小不同的球铅孔制成球形握笔器。

4. 床上阅读器、菱形眼镜

菱形眼镜可供长期卧床不起的患者阅读用，这些患者双目仰视天花板，难以看书和电视，此镜通过棱镜折射原理，可以让患者看到放于床脚侧的电视等物品。

(七) 通信类自助器具

带 C 形夹的电话，用于抓握困难的患者，同时利用打字自助具可完成按键（或拨号）动作。

(八) 炊事类自助器具

特制切菜板带有竖直向上的钉子，用于固定蔬菜，其边缘有的还装有直角形挡板，防止蔬菜滑出。

(九) 文娱类自助器具

纸牌固定架适用于手握力差、不能持扑克牌的患者使用。

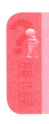

辅助器具的分类和作用是什么？

任务二 助行器具的种类和使用

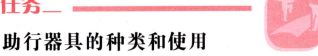

案例导入

李爷爷，72岁，半年前因右侧脑梗死导致左侧偏瘫，1个月前入住某养老院。现李爷爷左侧肢体活动还未完全恢复，需要护理人员帮助李爷爷选择和学习使用助行器到室外活动，以预防肢体功能减退、肌肉萎缩。

思考： 作为护理人员，如何帮助李爷爷选择合适的助行器，并帮助其学习使用？

一、助行器的概念

助行器是指能辅助支撑体重、保持平衡和行走的工具，也叫步行器、步行架或者步行辅助器。一般分为杖类助行器、助行架。老年人由于伤病等，常出现下肢运动功能障碍，导致行走、转移困难。助行器能辅助支撑体重，帮助保持平衡，使老年人行动便利。

二、杖类助行器

杖类助行器又称助行杖，俗称"拐杖"，是一类单个或成对使用的助行器具。其作用是**支撑体重、保持平衡、锻炼肌力、辅助行走**。适用于下肢骨折、截肢、截瘫、下肢无力、平衡障碍等患者。其优点是小巧、轻便，缺点是支撑面积小、稳定性稍差。常用的杖类助行器有手杖、肘拐、前臂支撑拐、腋拐等。

（一）手杖

手杖是最常见的助行器，症状较轻的下肢功能障碍者常借助手杖辅助行走，但它提供的稳定性和支撑力最差。

1. 种类

手杖如图5-9所示。

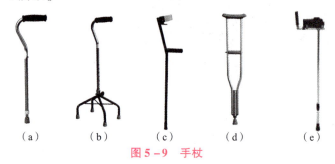

图5-9 手杖
(a) 单足手杖；(b) 四足手杖；(c) 肘拐；(d) 腋拐；(e) 前臂支撑拐

手杖可分为单足手杖和多足手杖两大类。

（1）单足手杖：按是否可调长度分为长度不可调式和长度可调式，按其把手形状可分为钩形、丁字形、斜形、铲形、球头、鹅颈形杖等。单足手杖与地面只有一个接触点，因此轻巧且适合上下楼梯，但由于提供支撑与平衡作用较小，稳定性较差。

（2）多足手杖：包括三足手杖和四足手杖。三足手杖与地面有三个接触点，能提供比单足手杖更好的支撑与稳定性。四足手杖因具有四个支撑点，支撑面积较大，可以提供较好的稳定性，但当行走在不平的路面时，容易出现摇晃不稳的现象，因此建议最好在室内使用四足手杖。

2. 适用对象

（1）单足手杖：对握力好、上肢支撑力强的老年人适用。

（2）三足手杖：对平衡能力稍差、借助单足手杖不安全的老年人适用。

（3）四足手杖：对平衡能力差、臂力较弱或上肢患有帕金森病、使用三足手杖不够安全的老年人适用。

3. 长度的测量

（1）单足手杖长度测量及调节。

①无站立困难老年人：老年人穿普通高度的鞋站直，体重平均分布于双下肢，双眼平视前方，身体无倾斜，肩臂自然放松，上肢自然下垂，肘关节略屈曲；去除不可调的手杖的套头，将把手置于地面，使手杖足朝上，把手着地垂直靠于老年人身侧，在与老年人尺骨茎突水平处手杖上做标记，然后将多余部分锯去，再把套头套回。如为可调节手杖，直接按上述标准进行调节。

②站立困难老年人：仰卧位，老年人双手置于身旁，手杖高度为尺骨茎突到足跟的距

离再加上2.5厘米。加2.5厘米是为穿鞋时鞋后跟的高度所留。测量正确时，老年人持杖站立时肘应略屈30度左右，这样行走时伸肘下推手杖才能支起他的身体。

(2) 多足手杖长度测量。

测量方法与单足可调式手杖相同。

4. 使用方法及注意事项

(1) 在使用手杖的过程中，手杖应拿于健侧手，肘关节最好能弯曲20～30度，双肩保持水平。上下楼梯时应遵循健侧先上、患侧先下的原则。

(2) 老年人的腕和手必须能支撑体重才能使用手杖，否则应选用前臂支撑手杖。

(3) 行走时应目视前方，要鼓励其使用正常步态。

(4) 为避免老年人利用四足手杖负重时靠在杖上求得平衡，走路时，手杖不能靠老年人太近；同时为避免手杖着地负重时向内倾倒，因此手杖也不要离老年人太远。

(二) 肘拐

肘拐是带有一个手柄、一个立柱和一个向后倾斜的前臂支架的助行器，因为支撑架上部的肘托托在肘部的后下方，故命名为肘拐。肘拐常成对使用。

1. 适用对象

肘拐可以支撑和加强腕部力量，为下肢提供较大支撑，因此当患者力量和平衡严重受累时步行不稳定，手杖也无法提供足够稳定性，这时应选用肘拐辅助行走。

2. 长度的测量

(1) 手柄到地面的长度测量：把手位置的确定同手杖。

(2) 手柄至前臂托的长度：腕背伸，手掌面至尺骨鹰嘴的距离。

3. 使用注意事项

(1) 肘拐使用时相对笨拙，老年人需要反复练习使用。

(2) 老年人上肢应有良好的力量，以便使用肘拐时可较好支撑体重。

(3) 肘拐前臂套应松紧适宜，过紧会使肘拐难以移动，太松则容易脱落。

(4) 前臂套应保持在肘与腕之间中点稍上方，过低会导致支撑力不足，太高则可影响肘关节活动甚至损伤尺神经，从而引起相应症状。

(三) 前臂支撑拐

前臂支撑拐是一种带有一个特殊设计的手柄和前臂支撑支架的助行器。

1. 适用对象

前臂支撑拐适用于下肢单侧或双侧无力且腕、手又不能承重的患者，如患有类风湿关节炎、上下肢均损伤等的患者。

2. 长度的测量

(1) 立位测量：患者站直，体重平均分布于双下肢，目视前方，肩臂放松，尺骨鹰嘴到地面的距离即前臂支撑拐的长度。

(2) 卧位测量：测量足底到尺骨鹰嘴的距离再加2.5厘米。两种测量方法测出的长度均与托槽垫的表面到套头之间的距离相当。

3. 使用注意事项

（1）使用时患者将手从托槽上方穿过，握住把手，前臂水平支撑在托槽上，承重点应在前臂。

（2）托槽前沿到手柄之间要有足够的距离，避免尺骨茎突受压；注意托槽不能太靠后，以免长期使用压迫尺神经。

（3）站立及行走时不能将前臂支撑拐放在离身体前方太远处，否则会导致站立不稳。

（4）使用前臂支撑拐时，由于前臂部分的影响，遇到危险时不能迅速扔掉，会妨碍手的保护性伸出从而导致平衡失调。因此尝试在无监护下行走之前要确认患者已具有充分的平衡和协调能力。

（四）腋拐

腋拐是人们熟悉常用的助行器，对减轻下肢负荷和维持身体平衡具有较好的作用。

1. 种类

腋拐分长度固定式与长度可调式两种。固定式不能调节长度，一般为木制；可调式长度可调，临床使用方便。

2. 优点及缺点

（1）优点：外侧稳定性好；能起到较好的平衡作用；为负重受限者提供功能性行走；适合上下楼梯时使用。

（2）缺点：使用不当易产生腋下压迫，致腋窝内血管、神经受损；相对笨重，在拥挤的地方使用存在安全问题。

3. 适用对象

任何原因导致步行不稳定，且手杖或肘拐无法提供足够稳定者均可选用腋拐。如脊髓灰质炎后遗症、胫腓骨骨折、骨折后因骨不连而植骨后等致单侧下肢无力而不能部分或完全负重者；截瘫、双髋用石膏固定或用其他方法制动时致双下肢功能不全、不能用左右腿交替迈步者。

4. 长度的测量

确定腋拐长度的方法很多，简单的方法有以下几种：

（1）身高乘以77%；

（2）身长减去41厘米；

（3）站立时，从腋下5厘米处量至小趾外15厘米，站立时大转子的高度为把手的位置，也是手杖的长度及把手的位置，测量时患者应穿常用的鞋站立；

（4）如患者下肢或上肢有短缩畸形，可让患者仰卧位，下肢穿上鞋或佩戴矫形器，上肢放松置于身体两侧，将腋杖轻轻贴近腋窝，在小趾前外15厘米与足底平齐处为腋拐最适当的长度，肘关节屈曲25～30度，腕关节背伸时的掌面为把手部位。

测量时应注意腋垫顶部与腋窝之间应有 5 厘米或三横指的距离,过高会有臂丛神经受压迫的危险;太低则不能抵住侧胸壁,无法稳定肩部,并且易致走路姿势不良。

5. 使用方法

持双腋拐步行多经历以下几种步行方式:

(1)腋拐迈至步:开始步行时常使用这种方法,具有步行稳定、实用性强的特点,但速度较慢,适用于道路不平及拥挤的场合。

具体方法:①两支腋拐同时向前迈出;②腋拐支撑并向前摆身体使双足迈至双腋拐落地点附近。迈至步如图 5-10 所示。

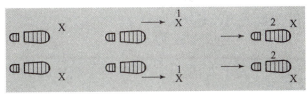

图 5-10 迈至步

(2)腋拐迈越步:多在迈至步成功后开始应用。其具有步幅较大、速度较快、姿势较美观的特点,适用于路面宽阔及人少的环境。

具体方法:①行进时双侧拐同时向前方迈出;②腋拐支撑,身体重心前移,下肢向前摆动,双足迈至拐杖着地点前方位置;③双拐向前伸出取得平衡。开始训练时全身弯曲易出现屈膝,从而导致跌倒,故应反复练习,加强保护。迈越步如图 5-11 所示。

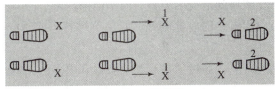

图 5-11 迈越步

(3)腋拐四点步:因接地点为四点故称四点步。其步行稳定性好,但速度较慢,步态接近正常步行,适用于恢复早期骨盆肌上抬有肌力的患者。

具体方法:①先伸出左侧腋拐;②迈出右足;③再伸出右侧腋杖;④最后迈出左足。四点步如图 5-12 所示。

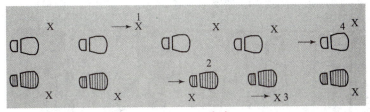

图 5-12 四点步

(4)腋拐三点步:步行速度快,稳定性良好。其适用于一侧下肢患病且不能负重的患者。

具体方法:①先将两侧腋拐同时伸出先落地;②然后迈出不能负重的足;③最后将对侧足伸出。三点步如图 5-13 所示。

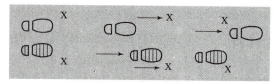

图 5-13 三点步

(5) 腋拐两点步：常在掌握四点步行后训练，稳定性不如四点步，但步行速度比四点步快。

具体方法：①一侧腋拐和对侧足同时伸出作为第一着地点；②另一侧腋杖和另一侧足再向前伸出作为第二着地点。两点步如图 5-14 所示。

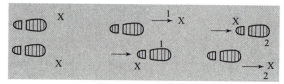

图 5-14 两点步

6. 使用注意事项

(1) 上肢和躯干必须要有一定的肌力，为固定上肢来支撑体重，需要背阔肌、斜方肌、胸大肌、肱三头肌等用力；为使腋拐前后摆出，需要三角肌用力；为牢固握住把手，需要前臂屈肌和伸肌及手部屈肌用力。

(2) 上臂应夹紧，控制身体的重心，避免身体向外倾倒。

(3) 腰部应保持直立或略向前挺出姿势，而不能向后弯。

(4) 拐杖的着地点应在脚掌的前外侧处，肘关节维持弯曲 20~30 度，有利于手臂施力，手腕保持向上翘的力量。

(5) 腋垫应抵在侧胸壁上，通过加强肩和上肢得到更多的支撑，正常腋拐与躯干侧面应成 15 度。

(6) 使用腋拐时着力点是在手柄处，而不是靠腋窝支撑，以免伤及臂丛神经。

三、助行架

助行架是一种由双臂操作的框架式助行器，包括轻型助行架、轮式助行架、助行椅、轻型助行架台等。助行架如图 5-15 所示。

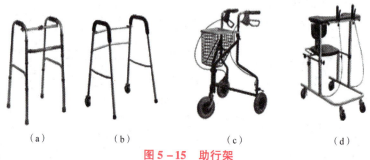

(a)　　　　(b)　　　　(c)　　　　(d)

图 5-15 助行架

(a) 轻型助行架；(b) 轮式助行架；(c) 助行椅；(d) 轻型助行架台

(一) 轻型助行架

轻型助行架是双臂操作助行器中最简单的形式，又称讲坛架，是一种没有轮子的三边形金属框架，依赖手柄和支脚提供支撑。有的带有铰链结构，可以左右侧交替推向前移动，故称为交互式助行架。当同时合并且上肢无力时，患者使用交互式助行架时可不必提起整个架子，只需将助行架两侧交替推向前方。

1. 适用对象

（1）需要比杖类助行器更大支撑的单侧下肢无力或截肢者，如下肢骨性关节炎、关节置换手术后或股骨骨折愈合后患者。

（2）全身或双下肢肌力差或不协调，但需要进行独立站立者，如偏瘫、不完全性脊髓损伤、多发性硬化症、脑脊髓膜炎恢复期患者等。

（3）需要广泛支撑，以帮助活动和建立自信心的患者，如心肺疾病患者、因患病长期卧床的老年人等。

2. 长度的测量

此测量方法类似于手杖长度的测量方法。

3. 使用方法及注意事项

（1）老年人迈步腿不要迈得太靠近助行架，否则会导致其向后倾倒。训练时可在靠近老年人侧助行架两足上与老年人膝关节同高处系一条有颜色的带子或橡皮条以提醒老年人。注意不要系得过低，以避免视力不好或迈步过高的老年人仰倒。

（2）助行架应放在老年人前方合适位置，若助行架离老年人太远，则会使四足不能牢固地放在地面上承重，助行架易于倾倒，扰乱老年人平衡。

（3）使用助行架步行的基本步态：①提起助行架放在前方一上肢远处；②向前迈一步，落在助行架两后腿连线水平附近，通常先迈弱侧下肢，再迈另一侧下肢。助行架步行基本步态如图5-16所示。

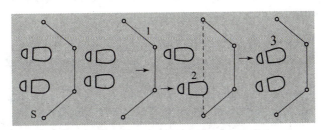

图5-16 助行架步行基本步态

（4）使用助行架免负荷步态：①先将助行架向前；②然后负重下肢向前；注意迈步下肢的落足点不能越过架子两后腿的连线。助行架免负荷步态如图5-17所示。

（5）使用助行架部分负重步态：①助行架与部分负重下肢同时向前移动；②健侧下肢迈至助行架两后腿的连线上。助行架部分负重步态如图5-18所示。

（6）使用助行架迈至步：①先将助行架的两侧同时前移；②将双足同时迈至前移后的助行架双后腿连线处。

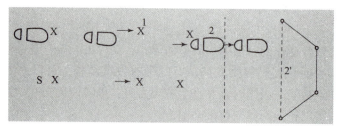

图 5-17　助行架免负荷步态

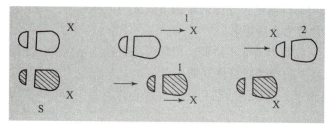

图 5-18　助行架部分负重步态

（7）恢复早期交互式助行架四点步：①将一侧助行架向前移；②迈对侧下肢；③移对侧助行架；④移另一侧下肢。恢复早期交互式助行架四点步如图 5-19 所示。

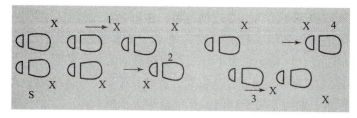

图 5-19　恢复早期交互式助行架四点步

（8）恢复后期交互式助行架四点步：①一侧助行架及其对侧下肢向前移动；②另一侧助行架及其对侧下肢向前移动。恢复后期交互式助行架四点步如图 5-20 所示。

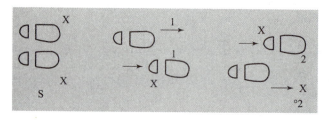

图 5-20　恢复后期交互式助行架四点步

（二）轮式助行架

轮式助行架是指带有轮子的双臂操作助行器，又称滚动助行架。这种助行器前方两足各有一个轮子。有几种不同的变形，有的有座，有的带有携物的篮子；有的只有带轮的三条腿；有的还带有手闸。

1. 适用对象

（1）凡需用助行架而不能用无轮型者均可采用前轮轮式型助行架。

（2）衰弱的老年人和脊柱裂患者需要较大的空间才能使用轮式助行架。

（3）三轮型轮式助行架在步行中不需要提起支架，行走时始终不离开地面，易于推行移动，但只适用于具有控制手闸能力的患者。

2. 长度的测量

测量方法与手杖相同。

3. 使用注意事项

（1）应用非常简单，但大多数轮式助行架在有限的空间内难以操作，因此使用时应选择较大的空间。

（2）患者应学会使用手闸并具有控制手闸的能力以免下斜坡时发生危险。

（3）因路面不平整，户外应用时应特别注意。

（三）助行台

助行台是一种带有前臂托或台、轮子的助行支架，又称前臂托助行架或四轮式助行架。前臂托助行架是附有托槽的、齐胸高的变形的助行架，常装有滑轮。有轮的站立辅助器也是齐胸高的助行架的变形，前方有垫好的平台，行走时前臂可放在平台上。

1. 适用对象

（1）上、下肢均受累，而不能通过腕与手承重的患者。

（2）下肢功能障碍，需要使用助行架或前臂支撑拐，而合并上肢功能障碍或不协调的患者。

（3）前臂支撑拐不适用于前臂明显畸形患者。

2. 测量

测量方法与前臂支撑拐相同，可根据患者残疾程度进行调整以利于恰当地使用。

3. 使用方法及注意事项

助行台支撑面积大、稳定性能好、易于推动。使用时，将前臂平放于支撑架上，利用助行台带动身体前移。由于助行台比较笨重，在有限的空间内和户外操作时比较困难，因此需反复训练以达到熟练运用的程度。

四、使用助行器的注意事项

（1）每次使用前，检查橡皮头及螺丝有无变形或损坏，如有损坏应重新更换以维持其安全性。

（2）避免在地面潮湿、光线不足及有障碍物时行走，以免滑倒或绊倒。

（3）使用助行器时不可只穿袜子而不穿鞋，且应避免穿拖鞋或高跟鞋。

（4）第一次使用必须有护理人员在旁指导、帮助。

(5) 行走前先站稳，步伐不宜太大，眼睛应前视，不能向下看。

(6) 渐进性增加行走的活动量。

(7) 向前跨的步伐以到助行器的一半为宜，太过向前容易导致重心不稳而向前跌倒。

(8) 必须确定助行器四个脚都稳定了再向前迈步。

(9) 全面了解老年人的肢体功能、身体平衡能力和认知能力。

(10) 符合老年人活动环境要求，考虑老年人的生活方式及个人爱好。

知识链接

智能手杖

目前，日本富士通公司最新设计了一款智能手杖（图5-21），内置卫星定位、3G网络和无线网络，既可作为老年人的导航仪，也能让家人快速找到老年人所在位置。

老年人很难记清回家的路，日本富士通公司最新研制出一种内置卫星定位的安卓系统智能手杖，可以帮助城市老年人找到回家的路，同时还能有效监控老年人心率和体温等生命特征。

老年人的家属可以依据智能手杖的卫星定位位置，接收电子邮件提醒，快速找到老年人所在位置。富士通研制的新一代智能手杖可与计算机应用插件建立连接，能够进行程序设定并导航老年人计划行走的路线。

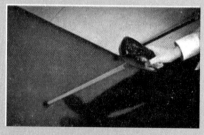

图5-21 智能手杖

目前这款智能手杖定位导航功能仅是类似于汽车和智能手机上的GPS定位系统，它非常像一个倒置的高尔夫球杆，这款智能手杖装配着GPS、3G网络和无线网络，能够帮助老年人找到回家的路，并同步向计算机发送信息。富士通公司在西班牙巴塞罗那全球移动大会上公布了这款智能手杖。

手杖顶部的LED显示屏可呈现方向提示，如果用户需要改变方向，则手杖将发生震动，一个较大的绿色箭头指示应该转至哪个方向。

通过计算机系统可以监控查看智能手杖所在的位置，同时呈现相关使用者的生命特征，同时，通过测量手柄上的拇指垫可以提供心率、体温等信息，以及显示手杖着地的次数。如果探测到任何问题，智能手杖则会自动开启应急服务和定位导航。

任务三 老年人轮椅的使用

案例导入

吴爷爷，84岁，身体不好，可站立但无法长时间行走，半月前入住某养老院。吴爷爷想每天出去散步，参与院内的活动，提出想买一辆轮椅。

思考：作为护理人员，如何帮助吴爷爷选择一辆合适的轮椅？又怎样使用轮椅帮助吴爷爷外出呢？

一、为老年人选择合适的轮椅

（一）轮椅的定义

轮椅是为行走或移动困难者提供轮式移动和座椅支撑的设备。老年人各项生理机能下降，常会导致其肢体活动障碍，行动不便。轮椅是行动不便的老年人最方便的代步工具。

（二）使用轮椅的目的与益处

相对于长期卧床，使用轮椅可提高老年人的呼吸功能，改善血液循环，增强膀胱的控制能力，有利于增强吞咽反射，提升个人活动能力，参与更多社会活动，使老年人的身心更加健康。

（三）选择合适轮椅的原则

（1）满足老年人的需求和环境条件。
（2）规格尺寸与使用者身材相适应。
（3）安全、耐用。
（4）购买方便、价格合理、维修简单、可持续使用。

（四）选择合适轮椅的原因

一款不合适的轮椅不仅无法满足使用者的需求，导致弃用，还可能引发二次伤害，如从轮椅上跌落，产生压疮、脊柱侧弯等。购买轮椅不是价格越高越好，最重要的是适合患者。如果轮椅选择不当，不仅会造成经济上的浪费，还会给身体带来伤害等。

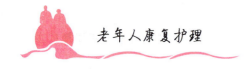

（五）怎样选择合适的轮椅

1. 座位宽度

老年人坐上轮椅后，大腿与扶手之间应有2.5~4厘米的间隙。如果过宽，双臂推动轮椅时伸展过大，易疲劳，身体不能保持平衡，无法通过较窄的过道。老年人坐轮椅休息时，双手也不能舒适地放在扶手上。如果座椅过窄，则会磨损老年人臀部及大腿外侧皮肤，且老年人上、下轮椅时也不方便。

2. 座位长度

合适的长度是老年人坐下之后，坐垫的前缘离膝后6.5厘米，约4指宽。如果座位过长会顶住膝后，压迫血管与神经组织，并且会磨损皮肤。如果座位过短，则会使臀部承受的压力增大，引起不适、疼痛、软组织受损及压疮。

3. 靠背高度

通常情况下，靠背的上缘应在腋下10厘米左右。靠背越低，身体的上部及双臂活动范围越大，功能活动越方便，但支撑面小，影响躯体的平稳。因此，只有平衡性好、活动障碍较轻的老年人才选择低靠背的轮椅。反之，靠背越高、支撑面越大，会影响身体活动，所以要因人而异，调整高度。

4. 扶手高度

在双臂内收情况下，前臂放置在扶手背上，肘关节屈曲约90度为正常。如扶手过高，双肩易疲劳，推动轮环容易造成上臂皮肤擦伤。而扶手过低时，驱动轮椅易致上臂前倾，造成躯体从轮椅上倾出。如果长期处在前倾的体位操作轮椅，则可能导致脊柱变形、胸部受压，造成呼吸困难。

5. 座位与脚踏板的高度

座位与脚踏板的高度是相互协调的关系，如果座位高，脚踏板相对就低，反之脚踏板就高。一般情况下，老年人坐在轮椅中双下肢放于脚踏板上，此时大腿下部前1/3处高于前缘约4厘米。如果座位过高或者脚踏板过低，则会造成双下肢失去支撑而悬空，身体不能维持平衡。反之，如果座位过低或者脚踏板过高，则会使臀部承受全部重力，造成老年人不适，久坐会使臀部软组织受损，操作轮椅时也会十分吃力。

6. 坐垫

为了使老年人坐轮椅时感觉舒适和防止压疮，轮椅的椅座上应放坐垫，坐垫可分散臀部压力。常见的坐垫有泡沫橡胶和充气垫。

二、老年人轮椅常用款

近几年，随着人们生活水平的提高，以及国外先进康复辅助产品的进入，人们在选购轮椅时不再只关注它的代步功能，而更重视轮椅的功能性、舒适性和便携性，一些价格不菲的个性化定制轮椅、电动轮椅也进入了百姓家庭。目前，市场上轮椅产品众多、功能各异，怎么才能挑选到一款符合老年人自身需要的产品呢？下面，就简单介绍一下轮椅的种类以及使用中应注意的一些问题：

1. 普通手动轮椅

普通手动轮椅适用于行动不便的老年人，但是对于使用者的双上肢运动功能有一定要求。使用者要有一定的肌肉力量和活动度，需要使用者用上肢滑动两侧的手轮圈来驱动轮椅。使用手动轮椅，既便于老年人独立生活，又能减轻子女的护理负担。

2. 休闲手动轮椅

这款轮椅适用于肢体障碍程度较轻的老年人在家中或者户外使用。它的特点是椅座重心较高，便于使用者乘坐轮椅时进行运动，且体积较小，便于进行收纳。这类轮椅多采用铝合金或轻巧型材料，所以结实且轻巧。

3. 便携式轮椅

这款轮椅可在行动不便的老年人临时乘坐飞机、火车等交通工具时用于摆渡，也可以用于短时间的郊外旅行或者游览公共场所，既方便携带，又不会占用很大的公共空间，可以提高老年人的社会参与程度，改善其生活质量。

4. 自由倾躺式轮椅

此款轮椅适用于患有重症并将长期依靠轮椅生活的老年人，靠背可调至平躺姿势，可作为临时活动床使用。

5. 功能型护理轮椅

这款轮椅的扶手可以抬起，方便护理人员为乘坐轮椅的老年人进行更衣等护理活动。其脚踏板连同支架可以向两侧打开，更加方便护理人员对老年人进行位置转移。

6. 带头枕护理轮椅

此类轮椅适用于头颈部无力的老年人，轮椅带有头枕用于固定头部。

三、老年人轮椅的标准规格参数

根据老年人体态分大、中、小各类型号的轮椅，因为轮椅的尺寸直接影响老年人使用轮椅的舒适度，所以选择需谨慎，下面的数据可供大家参考：

（1）轮椅总宽：大号650毫米以下，中号600毫米以下，小号570毫米以下，这是使用时左右手轮间的外侧尺寸。

（2）座位宽度以正面靠背立柱内侧的尺寸为准，大号400毫米，中号380毫米，小号330毫米。

（3）座面至扶手的尺寸：大号250毫米，中号240毫米，小号230毫米。

（4）地面到座椅背部把手的尺寸：大号450毫米，中号420毫米，小号400毫米。

（5）轮椅的总高，也就是地面到座椅背部把手的高度应为980毫米以下。

以上就是老年人轮椅的标准规格参数，数据会出现一定的误差，如有具体问题可到专业机构去了解询问，选择最适合老年人的轮椅。

四、老年人轮椅的正确使用方法

对行走不便的老年人来说,轮椅是自理的一种重要的代步工具及康复工具。许多老年人虽然丧失了行走功能,但借助轮椅就可以自由活动,还可以通过轮椅锻炼身体,提高老年人对生活的信心。

正确使用轮椅首先要了解轮椅的构造,一般轮椅的组成有靠背、扶手、侧垫、坐垫、安全带、刹车、中轴、提升杆、手轮圈、车轮、小前轮、交叉固定轮椅装置、架腿布、脚踏板等。轮椅的构造如图 5-22 所示。

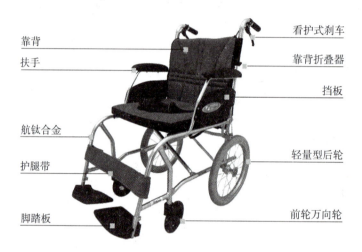

图 5-21 轮椅的构造

(一) 轮椅使用前的检查

首先检查外观,手轮圈光滑无毛刺,车架对称稳固,扶手、脚踏板平整完好,座位和靠背绷布坚固。其次进行稳定性检查,车轮同时着地,重心稳定。再次进行安全性检查,车闸、手刹制动快捷有效,各部件的螺丝无松动,身体靠在椅背上无后倾翻危险。最后进行功能性检查,车轮回转灵活,轮胎气压符合标准。

(二) 老年人轮椅的正确使用方法

1. 轮椅的展开和折叠

展开:双手握住把套向两侧轻拉,使左右车架稍分开,在坐垫两侧用手心向下轻压至定位处,轮椅车即自行展开平放。展开时,切勿硬扳左右车架,以免损坏各部件,向下压坐垫时,切勿将手指握住左右支撑管,以免夹伤手指。轮椅的展开如图 5-23 所示。

折叠:先将左右脚踏板翻起,用两手抓住坐垫两端向上提起,即可折叠,如图 5-24 所示。

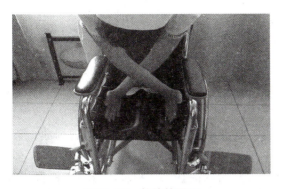
图 5-23 轮椅的展开

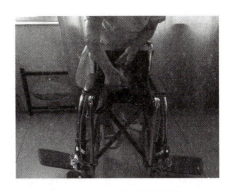
图 5-24 轮椅的折叠

2. 帮助老年人上轮椅（以偏瘫老年人为例）

步骤1：将轮椅尽可能放置于靠近床或椅子的位置，与床呈30~45度，轮椅放置于靠近老年人座位的健侧，然后压下刹车，抬起双侧脚踏板。

步骤2：与老年人进行沟通交流，告知老年人即将进行的操作，如"王奶奶，今天天气好，我们坐轮椅去花园里走走，晒晒太阳吧，可以吗？"

步骤3：征得老年人同意，调整老年人体位。掀开被子至床尾，协助老年人穿好衣服，将双腿并拢垂至床边。

步骤4：帮助老年人把双腿垂到床下，护理人员一手向上托起老年人的肩部，一手向下压老年人的臀部，协助老年人缓慢坐起。

步骤5：协助老年人坐于床边，帮助其穿好舒适的鞋子。

步骤6：扶老年人双足着地，躯干前倾。

步骤7：护理人员面向老年人站立，用双膝夹紧老年人双膝外侧以固定，让老年人双手搂抱护理人员颈部，并将头靠在护理人员靠近轮椅侧的肩上。

步骤8：双手托扶老年人髋部，微后蹲，同时向前，向上拉老年人，使老年人完全离开床并站住。

步骤9：老年人站稳后，护理人员两腿分开，一腿在前，抵住老年人对侧膝部，另一脚在后，以后足为轴旋转躯干，使老年人臀部正对轮椅正面，然后使老年人慢慢屈膝，平稳坐至轮椅上。

步骤10：请老年人双手扶轮椅扶手，尽量向后坐，翻下脚踏板，放上双脚。

步骤11：如果天气寒冷，考虑保暖问题，盖好被子或毯子，就可以推至目的地了。

注意事项：

（1）操作中要注意老年人的安全与稳定、舒适与保暖，动作轻稳，并注意保护自身腰部。

（2）搬运老年人时，应尽量使老年人的身体靠近搬运者，以便稳定和省力。

（3）推车速度不宜过快；推车进门时不可用车撞击房门；如移动有意识障碍的老年人应另有其他人的帮助，以防发生意外。

（4）推轮椅运送老年人时，应随时观察老年人。

3. 帮助老年人下轮椅

将轮椅推近床边，压下刹车，抬起双侧脚踏板，将老年人双脚平放在地面。做出保护姿势，保护老年人完成转移。

4. 使用轮椅推行老年人

（1）推行轮椅上下坡。

推轮椅上坡时，护理人员要保证轮椅平稳，双手紧握推把缓慢用力，双臂屈曲，身体前倾，平稳向前推。

下坡时，采用倒车下坡的方法，叮嘱老年人握紧两侧扶手，护理人员紧握椅背把手，缓慢倒退行走，必要时可刹住把手上的线闸，控制好速度，保证老年人安全。

（2）推行轮椅上下台阶。

上台阶可以面向台阶，用脚踩下倾倒杆使脚轮离地，将脚轮放在台阶上，再用力上抬大车轮。也可以把轮椅背向台阶，推轮椅者抬起脚轮，将轮椅推到台阶下，双手同时用力上提。

下台阶可以面朝前方，先使轮椅后倾，抬起脚轮，然后边向后拉动轮椅边使大车轮慢慢落到地面，再放下脚轮。也可面朝后，即推轮椅者自己先下台阶，使轮椅缓慢倾斜从台阶上落下，再抬起脚向后方移动，使脚轮落到地面。

（三）老年人使用轮椅的注意事项

（1）应经常检查轮椅，定时加润滑油，保持完好备用，护理人员要细心，定期对轮椅进行检查，切勿粗心大意。

（2）推轮椅时，应注意双手用力均匀，步履平直稳妥，避免颠簸，叮嘱老年人手扶着轮椅扶手，尽量靠后坐，勿向前倾身或自行下车，以免跌倒，必要时加约束带。

（3）随时注意观察病情，老年人如有下肢浮肿、溃疡或关节疼痛等症状，可将脚踏板抬起，垫以软枕。

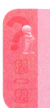

1. 怎样为老年人选择合适的轮椅？
2. 使用轮椅的注意事项有哪些？
3. 拐杖的种类有哪些？简述利用拐杖步行的方法。

"物联网卡＋智能轮椅"为老年人造福

随着科技的发展，我们的生活水平也在不断提高，物联网的出现更给我们的生活提供了便捷，比如共享单车、自动售货机以及车联网等就是非常好的例子，除此之外，物联网卡还实现了对特殊人群的应用。

智能轮椅（图5-25）就是为老年人以及残疾人士等特殊人群设计的，对于这类人群也是非常适合的。首先智能轮椅的目的就是安全、便捷地把用户送到目的地，完成任务。智能轮椅在工作过程中，既需要接受用户的指令，又要根据周围环境启用一些自动功能，比如自动回避障碍物、导航等。区别于机器人，智能轮椅的使用过程与用户结合成一个工作系统。

智能轮椅设计之初就需要把此因素纳入考虑之中，所以安全、舒适和操作简单成为智能轮椅设计中最重要的因素，另一个就是使用者身体能力的差异。每个用户都能根据其自身残障类型和程度选择适当的模块集成，且设计者可以在现有基础上通过增添功能模块，对轮椅功能进行改进。

智能轮椅的总功能可分为以下几个：驱动功能、环境感知、导航功能、控制功能以及人机交互功能等。通过对智能轮椅功能细分，再结合具体的控制目标和内容期望，其系统主要由传感器模块、驱动控制模块和人机交互模块三部分组成。

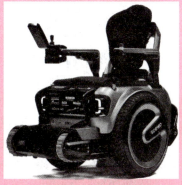

图5-25 智能轮椅

传感器模块主要由内部状态感知和外部环境感知两部分构成，通过姿态传感器确定轮椅自身的位姿信息；通过编码器的位移速度和距离获得自定位信息；视觉、超声波和接近开关主要负责持续获得周围环境和障碍物的距离信息。

驱动控制模块采用后轮驱动的方式，每个后轮配置一个电动机，在控制器的操作下实现电动轮椅的前进、后退以及转向等基本功能。人机交互接口由操作杆和个人计算机接口数据输入两种方式来实现基本的人机交互功能。

老年人随着年龄的增大，身体机能的衰退，身体难免会有所不适或者行动不便，特别是针对失能或半失能老年人，智能轮椅的出现能很好地解决这个问题，未来智能轮椅将会为特殊人群带来更多便捷。

参 考 文 献

[1] 陈冀英. 老年人康复护理 [M]. 北京：北京师范大学出版社，2015.

[2] 潘敏. 康复护理学 [M]. 2版. 北京：人民卫生出版社，2011.

[3] 朱小棠，井明鑫. 老年人康复护理 [M]. 北京：海洋出版社，2018.

[4] 卢美娟，徐连敏. 老年人家庭护理技巧及康复训练 [M]. 北京：中国医药科技出版社，2014.

[5] 王文焕. 老年人康复护理 [M]. 北京：中国人民大学出版社，2017.

[6] 张源，王文浩，郁毅刚，等. 重型颅脑损伤患者超早期良肢位摆放对偏瘫肢体的影响 [J]. 中国临床神经外科杂志，2012，17（12）：58－59.

[7] 付克礼. 社区康复学 [M]. 2版. 北京：华夏出版社，2013.

[8] 陈长香. 老年护理学 [M]. 北京：人民卫生出版社，2011.

[9] 马素慧，陈长香. 康复护理学 [M]. 北京：清华大学出版社，2013.

[10] 林成杰. 物理治疗技术 [M]. 2版. 北京：人民卫生出版社，2014.

[11] 王安民，刘岩峰，王丽华. 康复护理（含实训）[M]. 武汉：华中科技大学出版社，2012.

[12] 谢晓娜，沈永梅，陈亚容. 综合康复护理对老年痴呆患者的认知功能及日常生活自理能力的影响[J]. 中外医学研究，2018，16（30）：124－125.

[13] 余梅，吴琴瑛，林晓妹. 中医康复护理对老年痴呆患者生活自理能力和精神状况的影响[J]. 中外医学研究，2018，16（23）：112－113.

[14] 张利英. 老年痴呆症的预防及康复指导[J]. 护理实践与研究，2012（6）：130－131.